R. Jäckle   A. Hirsch   M. Dreyer
Gut leben mit Typ-1-Diabetes

Renate Jäckle   Axel Hirsch
Manfred Dreyer

Gut leben mit Typ-1-Diabetes

Arbeitsbuch zur Basis-Bolus-Therapie

4., überarbeitete Auflage

Unter Mitarbeit des Diabetes-Teams des Krankenhauses Bethanien, Hamburg

Hans-Ulrich Clever, Renate Fisch, Falk Kunigk, Carola Muth

Christine Bartholomae, Angelika Engel, Gabriela Erni,
Christa Heidsieck-Hess, Christiane Krings, Corinna Leffler,
Maren Lühr, Gudrun Michels, Matthias Pein, Regina Studtfeld,
Anja Sudrow, Karin Westphal

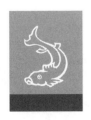

URBAN & FISCHER
München · Jena

Zuschriften und Kritik an:
Urban & Fischer, Lektorat Fachberufe, Karlstraße 45, 80333 München
Renate Jäckle/Axel Hirsch/Manfred Dreyer, Krankenhaus Bethanien, Abt. für Diabetes und Stoffwechselkrankheiten, Martinistr. 43–46, 20251 Hamburg

Wichtiger Hinweis für den Benutzer

Die Erkenntnisse in der Medizin unterliegen laufendem Wandel durch Forschung und klinische Erfahrungen. Herausgeber und Autoren dieses Werkes haben große Sorgfalt darauf verwendet, dass die in diesem Werk gemachten therapeutischen Angaben (insbesondere hinsichtlich Indikation, Dosierung und unerwünschten Wirkungen) dem derzeitigen Wissensstand entsprechen. Das entbindet den Nutzer dieses Werkes aber nicht von der Verpflichtung, anhand der Beipackzettel zu verschreibender Präparate zu überprüfen, ob die dort gemachten Angaben von denen in diesem Buch abweichen und seine Verordnung in eigener Verantwortung zu treffen.

Die Deutsche Bibliothek – CIP-Einheitsaufnahme
Ein Titeldatensatz für diese Publikation ist bei der Deutschen Bibliothek erhältlich.

Alle Rechte vorbehalten
4. Auflage Juli 2000
© 2000 Urban & Fischer Verlag München · Jena

00 01 02 03 04   5 4 3 2 1

Das Werk einschließlich aller seiner Teile ist urheberrechtlich geschützt. Jede Verwertung außerhalb der engen Grenzen des Urheberrechtsgesetzes ist ohne Zustimmung des Verlages unzulässig und strafbar. Das gilt insbesondere für Vervielfältigungen, Übersetzungen, Mikroverfilmungen und die Einspeicherung und Verarbeitung in elektronischen Systemen.

Um den Textfluss nicht zu stören, wurde bei Patienten und Berufsbezeichnungen die grammatikalisch maskuline Form gewählt. Selbstverständlich sind in diesen Fällen immer Frauen und Männer gemeint.

Lektorat: Heiko Krabbe
Herstellung: Hildegard Graf
Satz: Mitterweger & Partner, Plankstadt
Druck und Bindung: Spiegel Buch, Ulm
Umschlaggestaltung: Prepress Ulm GmbH, Ulm
Titelphotographie: Urs Kluyver, Hamburg

Printed in Germany
ISBN 3-437-45296-7

Aktuelle Informationen finden Sie im Internet unter: http://www.urbanfischer.de

Vorwort zur vierten Auflage

Liebe Diabetiker und Diabetikerinnen,

dürfen wir Sie so ansprechen? Sie haben ja nicht nur den Diabetes als wesentliches Merkmal, und Sie sind vielleicht nicht damit einverstanden, in eine solche Schublade gesteckt zu werden. Manchmal erlauben wir uns trotzdem, Sie in diesem Buch als Diabetiker anzusprechen, wenn es uns sprachlich einfacher erschien. Dafür bitten wir Sie um Nachsicht.

Dieses Buch ist entstanden als Begleitmaterial zur strukturierten Diabetesbehandlung für Typ-1-Diabetiker im Krankenhaus Bethanien in Hamburg. Jedes Mitglied des Diabetesteams hat daran mitgearbeitet: durch Verfassen von Texten, Beschaffen von Material, vor allem durch wiederholte Diskussionen und Überarbeitungen. Es war nicht immer einfach, alle Meinungen „unter einen Hut" zu bekommen, weil es für viele Probleme verschiedene Lösungen gibt. Dabei haben wir uns bemüht, alle wichtigen wissenschaftlichen Erkenntnisse zur Diabetestherapie einzubeziehen.

Wir haben unser Material so gestaltet, dass es auch von den Betroffenen genutzt werden kann, die (noch) an keiner Schulung teilnehmen konnten oder wollten. Man kann sich für den Umgang mit dem Diabetes vieles allein erarbeiten. Dennoch möchten wir allen ans Herz legen, ihr Wissen und ihre praktischen Fertigkeiten für das Leben mit dem Diabetes in einer strukturierten ein- bis zweiwöchigen Diabetesschulung in einer Gruppe gemeinsam zu erarbeiten und zu vertiefen. Im Alleingang gibt es viel mehr Missverständnisse, und es ist kaum möglich, auf sich selbst gestellt verschiedene Strategien der Insulintherapie, der Selbstkontrolle oder Injektionshilfen auszuprobieren, um eine begründete Entscheidung für sich treffen zu können.

Wir bieten Ihnen zu den wichtigsten Abschnitten „Lernkontrollen" an – jeweils zwei bis zehn Fragen – mit denen Sie prüfen können, ob Sie die Inhalte richtig verstanden haben. Wenn mehrere Antworten vorgegeben sind, kreuzen Sie an, was Sie für richtig halten. Oft sind mehrere Antworten gleichzeitig richtig. Wenn nichts vorgegeben ist, sollen Sie selbst eine Antwort formulieren. Tun Sie es am besten schriftlich und vergleichen Sie es dann mit unseren Lösungen im Anhang.

Die eigene Entscheidung ist der Dreh- und Angelpunkt jeder Insulintherapie. Dabei soll die Therapie über lange Zeit gelingen und die Lebensqualität nicht unnötig einschränken. Viele Schulungsstationen und Ärzte sind dazu übergegangen, die Insulintherapie mit den Betroffenen nach deren Bedürfnissen zu gestalten. Die Idee des „Empowerment" breitet sich aus: Wer selbst weiß, was er will, und wer sich für seine Interessen einsetzt, hat mehr vom Leben! Dies gilt auch in Bezug auf den Diabetes! Wir wünschen Ihnen auf diesem Weg viel Erfolg.

Dieses Buch geht aus vom Schema der „Basis-Bolus-Therapie" (BBT). Sie ist auch unter dem Namen „intensivierte Insulintherapie" (ICT) bekannt. Diese Therapie gilt heute allgemein als Standardtherapie für Menschen mit einem Typ-1-Diabetes. Immer mehr Menschen mit einem Typ-2-Diabetes entscheiden sich ebenfalls dafür. Sie erlaubt es Ihnen, in (fast) jeder Alltagssituation Ihren Blutzucker selbst wieder in den Normalbereich zu bringen. Das ist der größte Vorteil, denn es schützt Sie vor diabetesbedingten Folgeerkrankungen oder vor deren Verschlimmerung. Gleichzeitig gibt Ihnen die Therapie die Chance, wieder fast normal zu leben, d. h.

- wieder spontaner zu entscheiden,
- fast alles und zu unregelmäßigen Zeiten essen zu können,
- Sport zu treiben, wenn Sie es wollen und
- überall Urlaub zu machen.

Wer mit dieser Therapie gut zu leben lernt, möchte sie nicht mehr missen.

Der Preis, den Sie dafür zahlen, ist die mehrfache Selbstkontrolle des Blutzuckers (das sollte jeder Typ-1-Diabetiker sowieso tun) und die mehrfache Insulininjektion (4–5 × täglich). Unsere bisherigen Erfahrungen zeigen, dass etwa 80 % der bei uns geschulten Diabetiker diese Therapie annehmen und von sich aus an ihr festhalten. Die Therapie wird schnell zur Routine, und man braucht pro Tag vielleicht 20 Minuten dafür. Falls Sie sich jetzt noch nicht für diese Therapie entscheiden wollen: Viele Abschnitte des Buches sind für alle Menschen mit Typ-1-Diabetes wichtig. Vielleicht bekommen Sie ja doch Lust, diese Insulintherapie auszuprobieren.

Jedes Schulungsteam entwickelt mit seiner Praxis seine eigene „Philosophie" der Diabetestherapie. Das betrifft z. B. das bevorzugte Insulinschema, die Berechnung der für eine Broteinheit notwendigen Insulindosis, den Umgang mit Zwischenmahlzeiten und vieles andere mehr. Wir haben mit unseren Empfehlungen bisher gute Erfahrungen gemacht. Wir haben sie, auch mit Hilfe unserer Schulungsteilnehmer, immer wieder verändert, um möglichst vielen Betroffenen gerecht zu werden. Aber es gibt auch andere Möglichkeiten, dieselben Ziele zu erreichen. Wir laden Sie dazu ein, unsere Empfehlungen durch eigenes Handeln zu erproben und dann selbst zu entscheiden, ob sie Ihnen helfen.

Diese vierte Auflage haben wir völlig überarbeitet. Wir waren selbst überrascht, was wir alles ändern mussten, um wieder auf einem aktuellen Stand zu sein. Aber das sind wir unseren vielen Lesern schuldig, die uns Anregungen zu notwendigen Veränderungen gaben. Wir freuen uns, dass unser Buch so gut bei den Betroffenen ankommt und wir danken für Ihr Interesse und Ihre Mitarbeit.

Hamburg, im April 2000

Inhaltsverzeichnis

1	Leben lernen mit Diabetes	1
2	Was ist Diabetes?	3
2.1	Insulin senkt den Blutzucker	3
2.2	Zwei Diabetestypen	4
2.3	Typ-1-Diabetes: Eine Autoimmunerkrankung	5
	Typ-1-Diabetes und Vererbung	5
2.4	Wie man den Typ-1-Diabetes erkennt	6
2.5	Ketoazidose und diabetisches Koma	7
	Entstehung der Übersäuerung des Blutes	7
2.6	Sofortige Insulinbehandlung bei Typ-1-Diabetes	8
	Die Remissionsphase	8
2.7	Ein wichtiges Ziel: den Blutzucker normalisieren	9
	Was normnahe Blutzuckereinstellung bedeutet	9
2.8	Hohe Lebensqualität trotz Diabetes?	10
	Ich teste mich selbst	
	Fragen zum Thema „Was ist Diabetes?"	11
3	Der HbA1c-Wert	13
	Bewertung der Ergebnisse	13
	Ich teste mich selbst	
	Fragen zum Thema „HbA1c"	15
4	Die Stoffwechselselbstkontrolle	17
4.1	Die Blutzuckerselbstkontrolle	17
	Blutzuckermessgerät oder visuelle Kontrolle?	18
4.2	Erkennen von Insulinmangel: Ketonkörperbestimmung	
	im Harn	19
4.3	Die Harnzuckerselbstkontrolle	19
4.4	Der Test auf Mikroalbuminurie	20
	Ich teste mich selbst	
	Fragen zum Thema „Stoffwechselselbstkontrolle"	21

5	Insulinlagerung, Spritztechnik und Injektionshilfen	23
5.1	Wie man Insulin lagert	23
5.2	Auf verschiedene Insulinkonzentrationen achten	24
5.3	Wie man Insulin mit der Spritze aufzieht	25
	So ziehen sie Insulin aus *einem* Insulinfläschchen auf	25
	So mischen Sie Insulin aus *zwei* Fläschchen in einer Spritze	26
	Insulin aus Patronen aufziehen oder mischen	26
	Insulininjektion durch Angehörige	26
5.4	Injektionshilfen (Pens)	27
	Was ist beim Pen zu beachten?	30
5.5	Die Insulininjektion	30
	Wählen Sie die Spritzregionen gezielt!	31
	Injektionsstellen innerhalb der Spritzregionen wechseln	32
	Mehrfachverwendung von Pen-Nadeln und Spritzen	33
	Tipps und Tricks rund um die Insulininjektion	33
	Ich teste mich selbst Fragen zum Thema „Insulinlagerung, Spritztechnik und Injektionshilfen"	34
6	Ernährung	35
6.1	Allgemeine Ernährungsempfehlungen	35
	Diabeteskost – eine gesunde Mischkost	35
	Wenn Sie gesund essen und trinken wollen	35
6.2	Blutzucker erhöhende und nicht Blutzucker erhöhende Nahrungsmittel	36
	Kohlenhydratberechnung	38
	Glykämischer Index – hilfreich oder verwirrend?	38
6.3	Süßungsmittel	39
	Süßstoffe	40
	Zuckeraustauschstoffe	40
	Zucker	41
	Das Zucker-ABC	42
	Ich teste mich selbst Fragen zum Thema „Blutzucker erhöhende und nicht Blutzucker erhöhende Nahrungsmittel"	43
6.4	Getränke	44
	Alkoholfreie Getränke	44
	Alkoholische Getränke	45
	Ich teste mich selbst Fragen zum Thema „Getränke"	48

6.5	Spezielle Ernährungsempfehlungen	49
	Ernährungsempfehlungen bei Mikroalbuminurie	49
	Ernährungsempfehlungen bei erhöhten Blutfettwerten	50
	Ernährungsempfehlungen bei Bluthochdruck	51
	Empfehlungen zur Gewichtsreduktion	52
7	Grundlagen der Insulintherapie	53
7.1	Die Basis-Bolus-Therapie ahmt die Natur nach	53
7.2	Die „Zwei-Spritzen-Therapie" – zu hohe Insulinspiegel	55
7.3	Wie die Insuline wirken	56
7.4	Der Insulinbedarf kann sich verändern	58
	Stress	58
	Ich teste mich selbst Fragen zum Thema „Grundlagen der Insulintherapie"	59
8	Insulinanpassung bei Basis-Bolus-Therapie	61
8.1	Grundprinzipien der Basis-Bolus-Therapie	61
	Blutzucker-Zielwert	62
8.2	Wie man das kurzwirkende Insulin dosiert	62
	Das Insulin fürs Essen: Insulinbedarf pro BE (BE-Faktoren)	62
	Zwischenmahlzeiten – möglich, aber nicht notwendig!	64
	Korrektur des erhöhten Blutzuckers: Das Korrekturinsulin	65
	Korrektur zu niedriger Blutzuckerwerte: Traubenzucker!	67
	Wie man BE-Faktoren und Korrekturregel verändert	68
	Veränderung des BE-Faktors	68
	Veränderung der Korrekturregel	70
	Der Spritz-Ess-Abstand	71
	Beliebig viele BE auf einmal?	72
	Insulindosis auf- oder abrunden?	72
	Ich teste mich selbst Fragen zum Thema „Dosierung des kurzwirkenden Insulins"	73
8.3	Wie man das Verzögerungsinsulin dosiert	74
	Die Dosierung des abendlichen Verzögerungsinsulins	75
	Die Überprüfung der Morgendosis	78

	Die Überprüfung der zweiten Basis (bei Schema mit 3 x VI)	80
	Zusatz-Test: Weglassen des Frühstücks	81
	Ich teste mich selbst Fragen zum Thema „Dosierung des Verzögerungsinsulins"	82
8.4	Normalinsulin oder kurzwirkendes Insulinanalogon	83
8.5	Verhalten in besonderen Situationen	84
	Fieberhafte Infekte: Ketoazidosegefahr!	84
	Infekt ohne Azetonausscheidung im Urin	85
	Infekt mit Azetonausscheidung im Urin	85
	Erbrechen und Durchfall	86
	Medizinische Untersuchungen und kleinere Eingriffe	87
	Fasten und Abnehmen	87
	Ich teste mich selbst Fragen zum Thema „Verhalten in besonderen Situationen"	88
9	Behandlung einer schweren Stoffwechselentgleisung	89
	Ich teste mich selbst Fragen zum Thema „Behandlung einer schweren Stoffwechselentgleisung"	92
10	Unterzuckerung	93
10.1	Gründe für Unterzuckerungen, Abhilfen und Vorbeugungsmaßnahmen	94
10.2	Anzeichen von Unterzuckerungen	96
10.3	Auf einen Blick: Maßnahmen gegen Unterzuckerungen	97
	Kurzfristige Maßnahmen	97
	Langfristige Maßnahmen	98
	Ich teste mich selbst Fragen zum Thema „Unterzuckerung"	99
11	Insulinpumpentherapie	101
	Prinzip der Insulinpumpe	101
	Warum Insulinpumpentherapie?	101
	Wie funktioniert eine Pumpe?	102
	Probleme der Insulinpumpentherapie	103
	Pumpenschulung	103

Inhaltsverzeichnis

12	Sport und körperliche Aktivität	105
12.1	Körperliche Aktivität und Stoffwechsel	105
12.2	Unter- und Überzuckerungen verhindern	106
12.3	Was Sie vor körperlicher Aktivität bedenken sollten	107
	Blutzuckerkontrollen auch während der körperlichen Belastung?	107
	Blutzucker auch nach körperlicher Aktivität überwachen!	107
12.4	Beispiele für Zusatz-BE	108
12.5	Insulinverminderung bei körperlicher Bewegung	109
	Beispiele für Insulinverminderung bei Kurzzeitaktivität (1–2 Stunden)	110
	Beispiele für Insulinverminderung bei Langzeitaktivität	110
12.6	Sport – immer gesund?	111
12.7	Eine Sportvereinigung für Diabetiker: Die IDAA Deutschland	112
	Ich teste mich selbst Fragen zum Thema „Sport und körperliche Aktivität"	113
13	Schwangerschaft und Empfängnisverhütung	115
13.1	Schwangerschaft	115
	Planung der Schwangerschaft	115
	Ärztliche Betreuung während der Schwangerschaft	116
	Unterzuckerungen – keine Gefahr für das Kind	116
	Der Insulinbedarf ändert sich	117
	Ernährung	118
	Entbindung	118
	Stillen	118
	Was tun, wenn ...	119
13.2	Empfängnisverhütung	120
	Zur Sicherheit der Methoden	120
	Was muss man bei der Pille beachten?	121
	Was muss man bei der Spirale beachten?	122
	Was muss man beim Diaphragma beachten?	122
	Wie sicher sind natürliche Methoden der Familienplanung?	123
	Für wen ist die Sterilisation zu empfehlen?	123

14	Folgeerkrankungen des Diabetes	125
14.1	Erkrankung des Augenhintergrunds (Retinopathie)	125
14.2	Nierenerkrankung (Nephropathie)	127
14.3	Nervenerkrankung (Neuropathie)	127
14.4	Schäden an den großen Gefäßen (Makroangiopathie)	128
14.5	Folgeerkrankungen vorbeugen	129
14.6	Sexualität und Impotenz	130
14.7	Nichtrauchen halbiert die Risiken	132
14.8	Achten Sie auf Ihren Blutdruck	133
15	Pflege der Füße	135
15.1	Sind meine Füße überhaupt gefährdet?	135
15.2	Regelmäßig die Füße kontrollieren	137
15.3	Richtige Fußpflege	138
	Waschen der Füße	138
	Pflege der Zehennägel	139
	Beseitigung von Hornhaut	139
	Entfernung von Hühneraugen	140
	Behandlung von Fußpilz	140
	Was Sie selber bei Verletzungen tun können	141
	Gutes Schuhwerk und Strümpfe	141
	Was Sie noch beachten sollten	142
	Ich teste mich selbst	
	Fragen zum Thema „Fußpflege"	144
16	Diabetes in Alltagssituationen	147
16.1	Diabetiker auf Reisen	147
16.2	Mit Diabetes im Krankenhaus	150
16.3	Sozialrechtliche Aspekte des Diabetes	151
	Sonderrechte für Menschen mit Diabetes?	151
	Diabetes und Beruf	152
	Feststellung einer Behinderung	154
	Versicherungen	155
	Führerschein	156
16.4	Selbsthilfegruppen	158
Antworten zu den Lernkontrollfragen		159
	Kapitel 2, „Was ist Diabetes?"	159
	Kapitel 3, „Der HbA1c-Wert"	159

Kapitel 4, „Stoffwechselselbstkontrolle" 160
Kapitel 5, „Insulinlagerung, Spritztechnik und
Injektionshilfen 160
Kapitel 6, „Blutzucker erhöhende und nicht Blut-
zucker erhöhende Nahrungsmittel" 161
Kapitel 6, „Getränke" 161
Kapitel 7, „Grundlagen der Insulintherapie" 161
Kapitel 8, „Dosierung des kurzwirkenden Insulins" . . . 161
Kapitel 8, „Dosierung des Verzögerungsinsulins" 162
Kapitel 8, „Verhalten in besonderen Situationen" 162
Kapitel 9, „Behandlung einer schweren Stoffwechsel-
entgleisung" 162
Kapitel 10, „Unterzuckerung" 163
Kapitel 12, „Sport und körperliche Aktivität" 164
Kapitel 15, „Fußpflege" 164

Nachwort 165

Literaturhinweise 167
1. Weiterführende Bücher 167
2. Zeitschriften 168

Wichtige Adressen 169

Sachregister 171

Abbildungsnachweis

L157   S. Adler, Lübeck

Abdruck der Pens in Abb. 4 mit freundlicher Genehmigung der Hersteller-Firmen.

Bei allen nicht gesondert gekennzeichneten Abbildungen liegt das Copyright bei den Autoren und dem Verlag.

Abkürzungsverzeichnis

BBT	Basis-Bolus-Therapie
BE	Broteinheit = 12 Gramm Kohlenhydrate, heute verwendet man als Schätzeinheit 10–12 Gramm Kohlenhydrate
BZ	Blutzucker
CT	konventionelle Insulintherapie mit zwei Spritzen täglich
DDG	Deutsche Diabetes Gesellschaft (Ärzte/Ärztinnen und andere Diabetesfachleute)
DDB	Deutscher Diabetiker Bund (Betroffene)
DGE	Deutsche Gesellschaft für Ernährung
E oder IE	internationale Insulineinheiten
ge	Bezeichnung für „gentechnisch hergestellt" im Insulinnamen
GdB	Grad der Behinderung im Schwerbehindertenrecht
H, HM	Bezeichnung für „Human" im Markennamen von Insulinen

Abkürzungsverzeichnis

Hb	Hämoglobin, roter Blutfarbstoff
Hba1c	glykosiliertes Hämoglobin, Maß für die Qualität der Stoffwechseleinstellung über 8–12 Wochen
IDAA	International Diabetic Athletes Association, Vereinigung von sportinteressierten Menschen mit Diabetes mit deutscher Sektion
KE	Kohlenhydrateinheit = 10 Gramm Kohlenhydrate, heute verwendet man als Schätzeinheit 10–12 Gramm Kohlenhydrate
KH	Kohlenhydrate
MC	Bezeichnung für „Mono-Component" im Insulinnamen, Insulin ist nur von einer Spezies (Tier oder Human)
mg/dl	Milligramm pro Deziliter, Maßeinheit für den Blutzucker
mmol/l	Millimol pro Liter, Maßeinheit für den Blutzucker
NI	Normalinsulin (früher „Altinsulin")
NPH	Neutrales Protamin Hagedorn, Verzögerungsstoff im „NPH-Insulin", dem hauptsächlich verwendeten Verzögerungsinsulin
pp-Wert	postprandialer Blutzuckerwert (Wert 1–2 Stunden nach dem Essen)
U 40, U 100	Konzentration des Insulins in Fläschchen oder Patronen; U 40 heißt: es sind 40 internationale Insulineinheiten in einem Milliliter Flüssigkeit
VI	Verzögerungsinsulin, Insulin mit durch Hemmstoffe verzögerter Wirkung

1 Leben lernen mit Diabetes

Diabetes ist für jeden Menschen eine Herausforderung, die in verschiedenen Lebensabschnitten und Situationen ganz unterschiedlich empfunden werden kann: als schwere Belastung, als ein lästiges Übel oder als ein Anreiz, Probleme anzupacken und zu meistern. Fast niemandem gelingt es, den Diabetes Jahr für Jahr „locker" zu nehmen und beständig und gewissenhaft im Alltag zu berücksichtigen. Das ist genauso wie bei anderen Belastungen, die man einmal besser, einmal schlechter erträgt.

Es ist immer eine Entscheidung für jeden Einzelnen, wie viel er überhaupt und jeden Tag neu für seinen Diabetes tun will, welchen Platz er ihm in seinem Leben zuweist. Manchmal gibt es Dinge, die so viel wichtiger sind, dass der Diabetes in den Hintergrund tritt.

Je mehr man über Diabetes allgemein weiß, umso besser lernt man auch den eigenen Diabetes kennen und einzuschätzen. Damit vergrößern sich die Möglichkeiten, das Leben nach den eigenen Bedürfnissen zu gestalten, ohne den Diabetes zu vernachlässigen. Je mehr die alltägliche Diabetesbehandlung zur Routine wird, umso weniger Lebensenergie, die man für andere Dinge benötigt, geht damit verloren. Es kann überraschend sein, wie sich manchmal neue Möglichkeiten ergeben.

Unser Buch vermittelt Ihnen Kenntnisse über grundlegende Zusammenhänge und gibt daraus abgeleitet Empfehlungen, was Sie tun sollten, wenn Sie Ihren Diabetes gut behandeln wollen. Wir wissen, dass man nicht immer alles berücksichtigen kann. Sie entscheiden selbst, was Sie berücksichtigen können und wollen. Das kann Ihnen niemand abnehmen. Es gibt daher in unserem Text keine „Verbote", aber Hinweise auf Gefahren oder auf Dinge, die sich nicht miteinander vereinbaren lassen.

Viele unserer Empfehlungen werden mit dem übereinstimmen, was Sie bisher über Diabetes gelernt haben. Bei anderen Empfehlungen werden Sie sich eventuell wundern, weil Sie es anders kennen. Keiner hat beim Diabetes die Weisheit gepachtet. Alle Therapievorschläge sind Versuche, das, was man bisher durch wissenschaftliche Forschung über Diabetes weiß, in den Alltag umzusetzen. Es gibt oft verschiedene Möglichkeiten, und durch neue Forschungsergebnisse sind diese Empfehlungen einem ständigen Wandel ausgesetzt.

Niemand mit einer chronischen Krankheit sollte jahrein, jahraus nach denselben Regeln leben, sondern immer darauf achten, was es an neuen Erkenntnissen gibt, und selbst ausprobieren, wie man diese in den Umgang mit der Krankheit einbeziehen kann.

Schließlich gibt es in jedem einzelnen Diabetes viele Besonderheiten, die man nur selbst und im Gespräch mit anderen herausfinden kann. Wer sich selbst gut beobachtet und dabei ein wenig mit sich experimentiert, findet heraus, was bei seinem Diabetes speziell zu beachten ist. Es ist gut, wenn man dies immer wieder einmal überprüft, weil es sich auch ändern kann. Diabetes ist kein ständig gleich bleibender Defekt, sondern Teil des sich ständig verändernden Lebens. Gut mit dem Diabetes leben bedeutet auch, sich immer wieder neu auf ihn einzulassen, das Wissen aufzufrischen, Einfallsreichtum zu entwickeln und Neues auszuprobieren. Dabei wünschen wir Ihnen Kraft, Ausdauer und Erfolg.

2 Was ist Diabetes?

Der Begriff „Diabetes mellitus" bedeutet „honigsüßer Durchfluss". Das weist auf ein seit Jahrhunderten bekanntes Anzeichen dieser Erkrankung hin: die Zuckerausscheidung im Urin bei erhöhten Blutzuckerwerten. Volkstümlich bezeichnet man den Diabetes mellitus als „Zuckerkrankheit". Ihr liegt eine Stoffwechselstörung zugrunde, die hauptsächlich die Blutzuckerregulation betrifft.

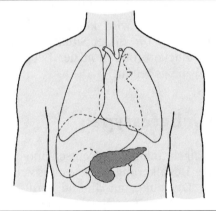

Abb. 1: Lage der Bauchspeicheldrüse [L157]

2.1 Insulin senkt den Blutzucker

Die wichtigste Rolle in der Blutzuckerregulation spielt das Hormon Insulin. Es wird in den Inselzellen der Bauchspeicheldrüse gebildet.

Die einzelnen Schritte der Insulinwirkung kann man vereinfacht folgendermaßen beschreiben:

Aus der Nahrung gelangen Kohlenhydrate (z. B. aus Obst, Brot, Kartoffeln, Nudeln, Reis) in den Verdauungstrakt und werden dort zu Traubenzucker (Glukose) abgebaut. Die Glukose gelangt über die Darmwand ins Blut und wird zu den Körperzellen transportiert, um ihnen als Energielieferant zu dienen. Glukose kann jedoch nur in die Zellen geschleust werden, wenn Insulin vorhanden ist. Man kann also sagen, dass Insulin wie ein Schlüssel die Zellen für die Glukose „aufschließt". Fehlt – wie beim Typ-1-Diabetes –

das Insulin völlig, sammelt sich die Glukose im Blut und der Blutzuckerspiegel steigt an. Die Körperzellen verwenden dann vermehrt Fettsäuren für die Energiegewinnung. Dabei entstehen Ketonkörper, die das Blut übersäuern und einen Zusammenbruch des Stoffwechsels herbeiführen können.

Insulin sorgt auch dafür, dass die überschüssige Glukose als Energiespeicher einerseits zu Speicherzucker (Glykogen) in Muskeln und Leber, andererseits zu Fettgewebe umgewandelt werden kann. Auch wenn keine Nahrung aufgenommen wird, ist die Energieversorgung der Zellen gewährleistet, weil die Leber sowohl Zucker neu bildet als auch aus den Glykogenspeichern freisetzt. Sind die Glykogenspeicher leer, kann wie beim Insulinmangel das Fettgewebe zur Energiegewinnung herangezogen werden.

Bei der Nahrungsaufnahme wird keine zusätzliche Energie aus den Speichern benötigt. Ist in dieser Situation ausreichend Insulin vorhanden, ist die Zuckerproduktion der Leber genauso wie der Abbau von Fettgewebe gehemmt.

2.2 Zwei Diabetestypen

Diabetes ist eine Volkskrankheit. In Deutschland haben heute schon mindestens 5 % der Bevölkerung Diabetes. Bis zum Jahre 2015 wird sich die Zahl der Diabetiker annähernd verdoppelt haben. Nur 10 % der Diabetiker haben einen Typ-1-Diabetes, auch jugendlicher Diabetes genannt. Der Erkrankungsbeginn liegt meist vor dem 40. Lebensjahr, und schon nach kurzer Zeit kommt es zum (fast) völligen Insulinmangel. Der Ausbruch dieser Erkrankung hat mit falscher Ernährung überhaupt nichts zu tun. Die meisten Menschen mit einem Typ-2-Diabetes, der auch auch Altersdiabetes genannt wird, sind oder waren dagegen übergewichtig. Bei ihnen besteht ein relativer Insulinmangel: es wird zwar noch Insulin produziert, aber es kann nicht richtig wirken.

Gelingt dem Typ-2-Diabetiker die Gewichtsabnahme, kann er die Insulintherapie vorübergehend vermeiden. Das noch selbst gebildete Insulin wirkt nun wieder. Auch mehr körperliche Bewegung verbessert die Insulinwirkung. Produziert die Bauchspeicheldrüse durch jahrelange Überforderung dann doch weniger Insulin, muss auch der Typ-2-Diabetiker Insulin spritzen. Blutzuckersenkende Tabletten (z. B. Sulfonylharnstoffe), die die Insulinproduktion anregen oder die Insulinwirkung verbessern sollen (z. B. Metformin), sind nur für eine vorübergehende Zeit wirksam.

> Die alleinige Behandlung des Typ-1-Diabetikers besteht in der Zufuhr des fehlenden Insulins. Beim übergewichtigen Typ-2-Diabetiker besteht die primäre Behandlung in Gewichtsabnahme und vermehrter körperlicher Bewegung.

2.3 Typ-1-Diabetes: Eine Autoimmunerkrankung

Wie kommt es zum Versagen der Insulinproduktion bei Typ-1-Diabetes? Man weiß heute, dass die insulinproduzierenden Zellen der Bauchspeicheldrüse durch das körpereigene Abwehrsystem – das Immunsystem – zerstört werden. So lassen sich bei 90 % aller frisch entdeckten Typ-1-Diabetiker Antikörper gegen die Inselzellen oder auch gegen das körpereigene Insulin finden. Außerdem hat man bei den Erkrankten spezielle Abwehrzellen sowie Zeichen einer Entzündung im Bauchspeicheldrüsengewebe gefunden.

Dass das Immunsystem derart selbstzerstörend reagiert, scheint einerseits an den Erbanlagen zu liegen. Wissenschaftler beschäftigen sich seit einigen Jahren mit der Erforschung von Erbmerkmalen (Faktoren im HLA-System). Was andererseits als Auslöser für die Selbstzerstörung in Frage kommt, ist noch weitgehend ungeklärt. Man vermutet z. B. Infekte oder Umweltgifte.

Studien haben ergeben, dass der Zerstörungsprozess sich über Monate oder sogar Jahre hinziehen kann. Typische Krankheitszeichen erscheinen erst dann, wenn nur noch 20 % des insulinproduzierenden Gewebes übrig sind.

Typ-1-Diabetes und Vererbung

Viele jüngere Typ-1-Diabetiker mit Kinderwunsch befürchten, dass sie die Krankheit „vererben". Entgegen früherer Meinung wird die Anlage für Typ-1-Diabetes viel seltener vererbt als die Anlage für Typ-2-Diabetes. Selbst bei ererbter Anlage muss der Diabetes nicht ausbrechen.

Von 100 Kindern, deren Mütter Typ-1-Diabetikerinnen sind, bekommen 3-5 Kinder im Laufe ihres Lebens einen Typ-1-Diabetes. Ist der Vater Typ-1-Diabetiker, sind es 5-7 Kinder von 100, die einen Diabetes entwickeln. Haben beide Eltern Typ-1-Diabetes, beträgt die Wahrscheinlichkeit für das Kind, auch einen Diabetes zu bekommen, ca. 20-30 %. Umgekehrt bedeutet das: 70-80 % der Kinder diabetischer Eltern bleiben gesund. Zum Vergleich: Haben beide

Eltern keinen Diabetes, wird trotzdem ca. jedes 300. Kind im Laufe des Lebens Typ-1-Diabetiker. Das Risiko für den Typ-1-Diabetes ohne elterliche Vorerkrankung liegt also bei 0,3 %.

2.4 Wie man den Typ-1-Diabetes erkennt

Bei Insulinmangel des Körpers steigen die Blutzuckerwerte an und es entstehen charakteristische Anzeichen (Symptome). Sie können nicht nur bei neu entdecktem Diabetes auftreten, sondern sind auch typisch bei schlecht eingestelltem Blutzucker. Im Folgenden sind die wichtigsten Symptome aufgeführt. Es müssen aber nicht alle Anzeichen bei jedem Diabetiker auftreten.

> **Anzeichen und Folgen hoher Blutzuckerwerte**
>
> Ausscheiden großer Harnmengen, vermehrter Durst, Müdigkeit, Mattigkeit, Schlappheit, Antriebsarmut, Sehstörungen, Wadenkrämpfe, ungewollter Gewichtsverlust, Entzündungen der Haut, schlecht heilende Wunden, Infektionen der Harnwege und der Geschlechtsorgane.

Wie lassen sich diese Anzeichen erklären?

Bei völligem Insulinmangel steigt der Blutzucker an. Die Leber produziert weiter ungehemmt Zucker, da die Körperzellen dem Organismus ihren Energiemangel melden. Der Zucker aus der Leber kann aber nicht in die Körperzellen gelangen, da der „Schlüssel" Insulin fehlt. Ab einer Blutzuckerhöhe von ca. 180 mg/dl beginnt die Niere, die überflüssige Glukose auszuscheiden. Diesen Wert nennt man auch „Nierenschwelle" (☞ S. 19). Der Zucker bindet dabei viel Wasser, wodurch dem Körper viel Flüssigkeit verloren geht. Der Betroffene hat ständig großen Durst, obwohl er viel mehr trinkt als sonst. Durch den Verlust von Körperwasser und Mineralien kommt es u. a. zu Abgeschlagenheit und Müdigkeit. Der Flüssigkeitsverlust macht sich auch durch trockene, oft juckende Haut bemerkbar. Die Infektabwehr ist durch die schlechte Blutzuckerlage ebenfalls herabgesetzt, so dass Wunden schlechter heilen als sonst. Beträchtliche Gewichtsabnahmen bei fortschreitendem Insulinmangel resultieren aus dem Wasserverlust und dem Abbau von Muskel- und Fettgewebe.

2.5 Ketoazidose und diabetisches Koma

Werden die Anzeichen ignoriert oder falsch gedeutet und das fehlende Insulin nicht zugeführt, besteht die Gefahr einer schweren Stoffwechselentgleisung, der Ketoazidose (Übersäuerung des Blutes). Diese Folge des absoluten Insulinmangels bei Typ-1-Diabetes kann nicht nur bei Erkrankungsbeginn entstehen, auch ein geschulter Diabetiker kann einmal in diese Situation kommen (☞ S. 89).

Damit jeder Diabetiker diese Stoffwechselentgleisung frühzeitig behandeln kann, muss er die Symptome kennen. Zusätzlich zu den bereits genannten Symptomen hoher Blutzuckerwerte (z. B. Durst, große Harnmengen, Kraftlosigkeit) können dann folgende Symptome auftreten:

Anzeichen einer Ketoazidose
- Übelkeit, Erbrechen,
- Bauchschmerzen,
- Muskelschwere,
- Azetongeruch in der Atemluft,
- angestrengte, tiefe Atmung,
- Müdigkeit, Schläfrigkeit.

Bei der Ketoazidose ist im Urin viel Azeton nachweisbar (☞ unten), der Blutzucker ist hoch. Jetzt muss dem Körper zugeführt werden, was ihm fehlt: Insulin und Wasser!

Wird der absolute Insulinmangel nicht rechtzeitig behandelt, droht mit schleichendem Übergang das diabetische Koma (Zustand der Bewusstlosigkeit) und damit Lebensgefahr.

Entstehung der Übersäuerung des Blutes

Wenn Insulin fehlt, gelangt die Glukose nicht in die Zellen. Sie fällt damit als Energiequelle aus. Nun gewinnt der Körper seine Energie hauptsächlich aus der Verbrennung von Fettgewebe. Normalerweise wird der Fettabbau schon durch relativ wenig Insulin gehemmt, wie beim Typ-2-Diabetes. Bei absolutem Insulinmangel, so wie er beim Typ-1-Diabetes vorkommt, wird der Organismus in dieser Situation mit Fettabbauprodukten geradezu überschwemmt. Diese Fettabbauprodukte heißen Ketonkörper. Nur ein Teil der überschüssigen Ketonkörper können als Azeton über den Urin ausgeschieden und dort gemessen werden. Die meisten Ketonkörper bleiben dagegen im Blut und bewirken die gefürchtete Übersäuerung des Körpers, die man Ketoazidose nennt.

Die typischen Symptome der Ketoazidose wie Übelkeit, Erbrechen und Bauchschmerzen führen gelegentlich zu Fehldiagnosen.

Der Körper versucht, die Ketone über Haut, Lungen und Urin auszuscheiden. Die Atmung ist tief und angestrengt und die Atemluft hat einen typischen obstartigen Geruch. Ist die Bewusstlosigkeit eingetreten, spricht man von einem diabetischen Koma. Die Behandlung ist in diesem Zustand nur auf einer Intensivstation im Krankenhaus möglich. Der Diabetiker bekommt sofort Insulin, Flüssigkeit und Mineralstoffe.

Heute gibt es aufgrund der besseren Informationslage der Diabetiker wesentlich seltener schwere Stoffwechselentgleisungen als früher. Auf S. 89 finden Sie Informationen über das Entstehen, Erkennen und Behandeln der ketoazidotischen Stoffwechselentgleisung.

2.6 Sofortige Insulinbehandlung bei Typ-1-Diabetes

Nicht jeder Diabetes wird durch akute Symptome oder gar im diabetischen Koma entdeckt. Manchmal ist der Beginn schleichend mit weniger ausgeprägten Anzeichen und anfangs nur mäßig erhöhten Blutzuckerwerten. Trotzdem sollte sofort so viel Insulin wie möglich (ohne dass es zu Unterzuckerungen kommt) gespritzt werden. Man geht heute davon aus, dass so die autoimmune Zerstörung weiterer Inselzellen verlangsamt werden kann. Denn je länger der Körper noch selbst etwas Insulin produziert, desto leichter lässt sich der Blutzuckerspiegel einstellen.

Die Remissionsphase

Viele Diabetiker beobachten nach einem Krankheitsbeginn mit relativ hoher Insulindosierung eine Abnahme des Insulinbedarfs. Manchmal werden eine Zeit lang nur noch einige wenige Einheiten gespritzt. Durch die Insulinbehandlung haben sich die übrig gebliebenen Inselzellen erholt und können wieder besser arbeiten. Allerdings trügt der Schein: Nach einigen Wochen oder Monaten muss die Insulinmenge wieder gesteigert werden, um gute Blutzuckerwerte zu erreichen. Die eigene Insulinproduktion nimmt dann immer mehr ab.

2.7 Ein wichtiges Ziel: den Blutzucker normalisieren

Durch die Diabetestherapie werden lästige Symptome und Akutkomplikationen vermieden. Zahlreiche Untersuchungen haben belegt, dass hohe Blutzuckerwerte darüber hinaus die Blutgefäße langfristig schädigen. Erfreulicherweise lässt sich aber auch belegen, dass eine gute Stoffwechseleinstellung die wichtigste Voraussetzung ist, Folgeerkrankungen an Augen, Nieren und Nerven zu vermeiden, hinauszuzögern oder bereits bestehende nicht schlimmer werden zu lassen.

Was normnahe Blutzuckereinstellung bedeutet

Die normnahe Blutzuckereinstellung orientiert sich an den Blutzuckerwerten eines Nichtdiabetikers.

> Blutzuckerwerte eines Nichtdiabetikers
> - vor dem Essen (präprandial)   60–100 mg/dl
> - nach dem Essen (postprandial)   bis 140 mg/dl
>
> Umrechnungstabelle für mmol ☞ Innenklappe der hinteren Umschlagseite.

Natürlich darf die Therapie den Diabetiker nicht gefährden. Eine zu „stramme" Einstellung würde die Gefahr schwerer Unterzuckerungen (Hypoglykämien) nach sich ziehen. Wir empfehlen unseren Patienten daher, einen „Blutzucker-Zielwert" vor dem Essen von 100 mg/dl anzustreben. Es gibt aber auch Lebenssituationen, in denen andere Ziele sinnvoll sind. So müssen z. B. Schwangere noch niedrigere Blutzuckerwerte anstreben (☞ S. 116), und für Diabetiker mit Unterzuckerungsproblemen kann ein höherer Zielwert hilfreich sein (☞ S. 98). Deshalb besprechen Sie mit Ihrem Diabetesarzt oder Ihrem Schulungsteam Ihr individuelles Therapieziel.

2.8 Hohe Lebensqualität trotz Diabetes?

Wenn wir unsere Patienten mit neu entdecktem Diabetes fragen, welche Wünsche sie in Bezug auf ihre Diabetestherapie haben, wünschen sie sich meist, möglichst genauso weiterleben zu können wie bisher: z. B. essen, wann und wie viel sie wollen, im Beruf weiterhin leistungsfähig und anerkannt zu sein, unbeschwert in Urlaub zu fahren, und Sport zu treiben, wann und wie immer sie wollen – und dabei gute Blutzuckerwerte zu haben.

Ein Widerspruch? Nicht, wenn der Diabetiker Wissen und Fertigkeiten erwirbt, die er im Alltag einsetzen kann:

- die Stoffwechselselbstkontrollen,
- eine flexible Insulintherapie,
- die Fähigkeit, Kohlenhydrate in der Nahrung abzuschätzen,
- die Fähigkeit, Körpersignale wahrzunehmen,
- ein fundiertes Wissen über Diabetes.

Ich teste mich selbst

Fragen zum Thema „Was ist Diabetes?"

Antworten ☞ Anhang S. 159

1. Warum soll der Blutzucker normalisiert werden?
   Nennen Sie mindestens 2 Gründe.

2. Wie würden Sie jemandem, der nichts vom Diabetes weiß, die „Zuckerkrankheit" erklären?

3. Was sind Anzeichen einer Ketoazidose?
   Nennen Sie mindestens drei.

4. In welchem Organ wird Insulin hergestellt?

5. Welche Wirkung hat Insulin auf den Blutzucker?

6. Wie sind die Blutzuckerwerte eines Nichtdiabetikers vor dem Essen?

   a) 60–100 mg/dl
   b) 120–180 mg/dl
   c) 150–180 mg/dl

7. Welchen Stoff kann man bei einer drohenden Blutzuckerentgleisung (Ketoazidose) im Urin nachweisen?

8. Was können Sie tun, um eine Blutzuckerentgleisung (Ketoazidose) zu verhindern?

3 Der HbA1c-Wert

Der HbA1c-Wert, auch das „Blutzuckergedächtnis" genannt, ist ein Blutwert, den Sie beim Hausarzt vierteljährlich bestimmen lassen sollten. Er gibt etwa den durchschnittlichen Blutzuckerwert der letzten 8–12 Wochen wieder. Je höher der Wert ausfällt, umso höher liegt langfristig Ihr Risiko für diabetesbedingte Folgeerkrankungen an den kleinen Gefäßen und Nerven (☞ S. 125). Mit Hilfe dieses Wertes können Sie Ihre Blutzuckereinstellung in den davorliegenden 8-12 Wochen beurteilen. Wie kommt dieser Wert zustande?

Bei jedem Menschen geht ein Teil des roten Blutfarbstoffs (Hämoglobin, abgekürzt Hb), der den Sauerstoff im Körper transportiert, eine feste Verbindung mit der Glukose im Blut ein. Diese Verbindung ist das HbA1c. Je öfter der Blutzucker über viele Stunden erhöht ist, umso höher steigt der HbA1c-Prozent-Wert über den Normalbereich des Nichtdiabetikers (etwa 3–6 % des Blutfarbstoffs) an, weil immer mehr Zucker fest angelagert wird. Diese Erhöhungen bleiben so lange als HbA1c gespeichert, bis der Körper die „überzuckerten" roten Blutkörperchen ersetzt hat (ein rotes Blutkörperchen lebt etwa 120 Tage). Wie der rote Blutfarbstoff können auch andere Körpereiweiße „verzuckern". Diese veränderten Körpereiweiße können ihre Funktion im Körper nicht mehr vollständig erfüllen. Sie sind eine wesentliche Ursache für das Auftreten diabetesbedingter Folgeerkrankungen. Erhöhte Blutzuckerwerte werden gefährlich, wenn sie so lange anhalten, dass der Anteil der verzuckerten Körpereiweiße ansteigt. Deswegen ist eine regelmäßige Bestimmung des HbA1c-Werts zur Einschätzung des Erfolgs der Selbsttherapie wichtig.

> Kurzzeitig erhöhte Blutzuckerwerte (bis zu 6 Stunden) erhöhen den HbA1c-Wert nur unwesentlich!

Bewertung der Ergebnisse

Tab. 1 gibt Ihnen Hinweise zur Bewertung der HbA1c-Werte. Die angegebenen Werte sind nur Anhaltspunkte. Denn aufgrund unterschiedlicher Messmethoden können die Normwerte eines einzelnen Labors von den hier genannten Werten abweichen. Fragen Sie Ihren

Arzt nach den Normalwerten seines Labors für den HbA1c-Wert von Nichtdiabetikern.

HbA1c	Bewertung
ca. 3–6 %	Normbereich für Nichtdiabetiker. Für Diabetiker außerordentlich gute Einstellung. In der Schwangerschaft notwendig. Achtung bei Werten im Normalbereich: Sie sind evtl. zu „scharf" eingestellt! Unterzuckerungsgefahr!
bis ca. 7,5 %	sehr gute Einstellung
ca. 7,5-8,5 %	gute bis befriedigende Einstellung
über ca. 8,5 %	unbefriedigende Einstellung

Tab. 1: Bewertung des HbA1c

Tab. 2 erlaubt Ihnen grob abzuschätzen, wie hoch der HbA1c-Wert wahrscheinlich ausfallen wird, wenn die Blutzuckerwerte durchschnittlich in einer bestimmten Höhe liegen.

Jeder Mensch mit Diabetes muss für sich entscheiden, welche HbA1c-Werte er anstrebt. Er wird dabei die Risiken berücksichtigen, die er vermeiden will (z. B. Folgeerkrankungen, Unterzuckerungen), aber auch die Lebensqualität, die er bei diesem Ziel erreichen kann. Es gibt Situationen, in denen sehr niedrige, normnahe HbA1c-Werte nicht wünschens- und empfehlenswert sind.

Blutzuckerwert (mg/dl)	(mmol/l)	HbA1c %	Blutzuckerwert (mg/dl)	(mmol/l)	HbA1c %
50	2,8	4,1	200	11,0	8,6
80	4,4	5,0	230	12,7	9,5
110	6,1	5,9	260	14,3	10,4
140	7,7	6,8	290	16,0	11,3
170	9,4	7,7	320	17,6	12,2

Die Schätzungen ergeben sich nach der Formel:
HbA1c = (mittlerer Blutzucker in mg/dl + 86) : 33,3 (nach Henrichs 1990)

Tab. 2: Durchschnittliche Blutzuckerwerte und geschätzte HbA1c-Werte

Ich teste mich selbst

Fragen zum Thema „HbA1c"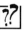

Antworten ☞ S. 159

1. Der HbA1c-Wert
   a) ist unwichtig, wenn man regelmäßig den Blutzucker testet
   b) ist nur für den Arzt interessant
   c) verändert sich durch jede Blutzuckerschwankung
   d) zeigt, wie gut der Blutzucker die letzten 8–12 Wochen lag
   e) sollte immer unter 6 % liegen

2. Einen normalen HbA1c-Wert sollte man anstreben
   a) bei häufigen Unterzuckerungen
   b) in der Schwangerschaft
   c) bei schlechter Unterzuckerungswahrnehmung
   d) immer

4 Die Stoffwechselselbstkontrolle

Die Stoffwechselselbstkontrolle ist Ihr wichtigstes Hilfsmittel bei der Steuerung des Blutzuckers. Sie gibt Ihnen Sicherheit, weil Sie Über- und Unterzuckerungen rechtzeitig erkennen können, und sie spiegelt wider, wie korrekt Ihre Insulinanpassung war.

Ihre wichtigsten Selbstkontrollen sind Blutzuckermessungen und das Testen des Urins auf Azeton.

4.1 Die Blutzuckerselbstkontrolle

Die Blutzuckerselbstkontrolle gibt Ihnen Auskunft über die aktuelle Blutzuckerhöhe und lässt sich mit Teststreifen einfach durchführen. Ideal wäre es, wenn Sie den Blutzuckertest routinemäßig viermal täglich durchführen: jeweils vor den 3 Hauptmahlzeiten und – wichtig – vor dem Schlafengehen. In jeder unsicheren Situation, z. B. beim Sport, auf Reisen und bei Krankheit, sollten sie jedoch vermehrt testen.

Bei Verdacht auf Unterzuckerung empfiehlt es sich, zuerst Traubenzucker zu essen und erst danach den Blutzucker zu messen (☞ S. 97).

Für die schmerzarme Blutentnahme gibt es Stechhilfen mit spitzgeschliffenen Lanzetten und veränderbarer Einstichtiefe (☞ Abb. 2).

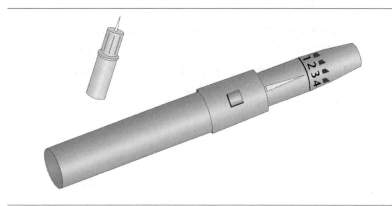

Abb. 2: Stechhilfe mit einstellbarer Stichtiefe und Lanzette [L157]

Einige Diabetiker benutzen nur die Lanzetten ohne Stechhilfe. Weniger gut geeignet sind die herkömmlichen Blutlanzetten, weil sie regelrechte Risse verursachen und schmerzhafter sind.

Entnehmen Sie sich das Blut aus dem Ohrläppchen oder seitlich aus der Fingerbeere. Durch Massieren der Finger oder Waschen mit warmem Wasser können Sie vorher die Durchblutung fördern. Hände unbedingt waschen, falls sich Reste zuckerhaltiger Nahrungsmittel am Finger befinden.

Blutzuckermessgerät oder visuelle Kontrolle?

Für die Blutzuckerselbstkontrolle werden Teststreifen benutzt, die durch ein Testgerät oder durch Farbvergleich mit den Augen abgelesen werden. Beide Verfahren haben bei korrekter Handhabung dieselbe Messgenauigkeit. Es stehen inzwischen viele Messgeräte zur Auswahl. Sie arbeiten entweder nach dem photometrischen Verfahren (optische Messung) oder dem Biosensor-Verfahren (elektrische Spannungsmessung). Die Messzeiten liegen zwischen 12 und 120 Sekunden. Es werden zwischen 2 und 15 Mikroliter Blut benötigt (sehr kleiner bis großer Tropfen).

Die Messgenauigkeit guter Blutzuckermessgeräte liegt bei 10–20 % Abweichung. Alle Messverfahren liefern unter extremen Bedingungen falsche Werte: niedrige und sehr hohe Temperaturen, extreme Luftfeuchtigkeit, Messung in großen Höhen, z. B. auf sehr hohen Bergen. Die meisten Messgeräte haben einen Speicher für die gemessenen Werte und die dazugehörigen Daten. Einige erlauben es, diese Daten zur statistischen Auswertung in Computerprogramme einzuspeisen. Genauere Informationen können Sie den Geräteprospekten entnehmen, die sie in Apotheken oder bei Diabetesversandhändlern erhalten.

Bitte beachten Sie die Temperaturempfehlungen und führen Sie den Messvorgang korrekt durch (Geräteanweisung beachten).

Wenn Ihnen ein Wert nicht plausibel erscheint, wiederholen Sie die Messung. Überprüfen Sie regelmäßig bei Ihrem Arzt durch Parallelmessung mit einem Laborgerät, ob Ihr Gerät genau genug misst.

4.2 Erkennen von Insulinmangel: Ketonkörperbestimmung im Harn

Den Ketonkörpertest (Azetontest) werden Sie vermutlich selten durchführen, aber er ist sehr wichtig, um die Entwicklung einer Ketoazidose rechtzeitig erkennen zu können. Testen Sie Azeton möglichst im „frischen" Urin, um die aktuelle Situation zu erfassen. Wenn der Teststreifen 2–3fach positive Azetonausscheidung anzeigt (++ bis +++), müssen Sie sich sofort kurzwirkendes Insulin nach einem bestimmten Schema zuführen, körperliche Anstrengung vermeiden, viel Wasser trinken und nichts essen (☞ S. 89).

Testen Sie in jedem Fall auf Azeton:

- wenn der Blutzucker mehrfach über 240 mg/dl liegt,
- bei Übelkeit und/oder Erbrechen und/oder Bauchschmerzen,
- bei fieberhaftem Infekt,
- bei hohem Blutzucker vor Sport (☞ S. 106).

Übrigens: Azeton wird immer dann ausgeschieden, wenn vermehrt Fett abgebaut wird. Wenn Sie z. B. gerade an Gewicht abnehmen, kann auch bei normalem Blutzucker Azeton ausgeschieden werden. Das ist harmlos.

4.3 Die Harnzuckerselbstkontrolle

Normalerweise ist der Harn zuckerfrei. Erst wenn der Blutzucker die Nierenschwelle überschreitet, tritt Glukose aus dem Blut in den Harn über. Deswegen kann der Harnzuckertest Blutzuckerwerte unterhalb der Nierenschwelle nicht erfassen. Die „Nierenschwelle" ist der individuelle Blutzuckerwert, bei dem die Niere beginnt, Zucker auszuscheiden. Sie liegt bei Erwachsenen meist bei etwa 180 mg/dl Blutzucker.

Das Auftreten von Harnzucker bedeutet, dass der Blutzucker seit dem letzten Wasserlassen die Nierenschwelle überschritten hat. Zum Testzeitpunkt kann der Blutzucker schon wieder normal oder sogar zu niedrig sein. Nur wenn Sie „frischen Urin" nehmen, der sich 10–15 Minuten nach dem letzten Wasserlassen neu gebildet hat, sagt Ihnen ein positiver Harnzuckertest, dass auch der Blutzucker jetzt gerade über der Nierenschwelle liegt.

Der Harnzuckertest wurde beim Typ-1-Diabetes durch den Blutzuckertest verdrängt, weil er für eine Insulinanpassung zu ungenau ist.

4.4 Der Test auf Mikroalbuminurie

Eine diabetesbedingte Nierenerkrankung kann man frühzeitig durch die Untersuchung des Urins auf geringfügig erhöhte Eiweißausscheidung (Mikroalbuminurie) erkennen. Außer der genauen Messung im Labor stehen auch Teststreifen zur Selbstkontrolle zur Verfügung, z. B. der Micral-Test II. Man testet an 3 aufeinander folgenden Tagen den Morgenurin. Wenn 2 von 3 Urinproben positiv sind (Albumin über 20 mg/l), sollten Sie Ihren Diabetesarzt informieren. Er wird die Diagnose durch Laborwerte sichern und die Konsequenzen mit Ihnen besprechen (☞ S. 127). Sport, eine schlechte Stoffwechsellage, schlechte Blutdruckeinstellung und Harnwegsinfekte können das Ergebnis verfälschen. Bitte beachten Sie, dass der Micral-Test II im Kühlschrank gelagert werden muss, und lesen Sie die Gebrauchsanweisung.

Ich teste mich selbst

Fragen zum Thema „Stoffwechselselbstkontrolle"

Antworten ☞ S. 160

1. Wann testen Sie routinemäßig Ihren Blutzucker?

2. Wann untersuchen Sie Ihren Urin auf Ketonkörper?

3. In welchen Situationen sollten Sie Ihren Blutzucker vermehrt testen?

4. Bei welchem Blutzuckerwert liegt häufig die Nierenschwelle?

5. Wie hoch ist der Blutzucker, wenn der Harnzuckerstreifen 0 % anzeigt?

6. Frage für Spezialisten: Wann kann es zu folgendem Testergebnis kommen:

   Azeton (+), Blutzucker 80 mg/dl?

7. Wozu dient der Micral-Test II?

5 Insulinlagerung, Spritztechnik und Injektionshilfen

5.1 Wie man Insulin lagert

Insulin ist ein Eiweißstoff und deshalb nur begrenzt haltbar. Auf jedem Fläschchen oder jeder Patrone findet sich ein Verwendbarkeitsdatum, das sich auf die vorschriftsmäßige Lagerung von 2–8 °Celsius bezieht. Ihr Insulin sollten Sie deshalb im Gemüse- oder Butterfach des Kühlschrankes aufbewahren. Bei Zimmertemperatur können Sie unbedenklich gerade in Gebrauch befindliche Insulinfläschchen bzw. Insulinpatronen 4 Wochen aufbewahren. Das Risiko der Überwärmung wird oft überschätzt. Vermeiden Sie aber Temperaturen über 37 °Celsius, direktes Sonnenlicht und Frost.

Wollen Sie trotzdem auf „Nummer Sicher" gehen, können Sie auf Reisen das Insulin in einer kalt ausgespülten Thermoskanne, zwischen Kleidungsstücken, in Styropor oder in einer Kühltasche lagern. Die Industrie bietet kleine Kühlboxen oder Minikühlschränke an, die aber teuer sind. Geben Sie nicht unnötig viel Geld aus, da normale Raumtemperaturen dem Insulin nicht schaden.

Gegen Kälte, z. B. beim Wintersport, schützen Sie das Insulin am besten mit Hilfe Ihrer Körperwärme, z. B. in der inneren Jacken- oder Hemdtasche oder in einer Gürteltasche unter dem Pullover.

Wenn Ihr Insulin sein Aussehen verändert, z. B. sich verfärbt, schlierig wird oder ausflockt, dann sollten Sie es nicht mehr verwenden, da die Wirkung nicht mehr gewährleistet ist. Das gilt ebenfalls für gefrorenes Insulin.

5.2 Auf verschiedene Insulinkonzentrationen achten

Es gibt verschiedene Insulinkonzentrationen: z. B. 40, 80 oder 100 Einheiten pro Milliliter (ml). In Deutschland enthalten die Insulinfläschchen überwiegend 40 Einheiten Insulin pro ml (U-40). Die Konzentration des Patroneninsulins für die Spritzhilfen (Pens) beträgt 100 Einheiten pro ml (U-100). Achten Sie bitte immer darauf, dass Sie Insulin U-40 mit Spritzen für U-40, Insulin U-100 mit Spritzen für U-100 aufziehen (☞ Abb. 3). Spritzen für Insulin U-100 erkennen Sie an der orangefarbenen Kappe und der Aufschrift „Use U-100 Insulin only".

! Wenn Sie irrtümlicherweise Insulin aus einer Pen-Patrone (U-100-Insulin) mit einer normalen Insulinspritze (U-40) aufziehen, spritzen Sie zweieinhalbmal so viel Insulin wie es die Skala der Insulinspritze anzeigt!

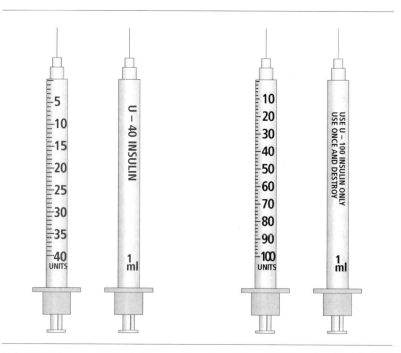

Abb. 3: Skalen und Aufschriften von Insulinspritzen (U-40 und U-100) [L157]

Haben Sie nicht die auf Ihr Insulin geeichte Spritze zur Verfügung, können Sie sich im Notfall durch korrektes Umrechnen helfen:

1. **Sie haben Insulin U-100, aber nur eine Spritze für Insulin U-40 zu Verfügung:**

   Teilen Sie die Anzahl der Einheiten, die Sie spritzen wollen, durch 2,5.

   Beispiel: Sie wollen 10 Einheiten spritzen. Ziehen Sie also 4 Einheiten mit der U-40 Spritze auf.

2. **Sie haben Insulin U-40, aber nur eine Spritze für Insulin U-100 zur Verfügung:**

   Multiplizieren Sie die Anzahl der Einheiten, die Sie spritzen wollen, mit 2,5.

   Beispiel: Sie wollen 10 Einheiten spritzen: Ziehen Sie also 25 Einheiten mit der U-100 Spritze auf.

5.3 Wie man Insulin mit der Spritze aufzieht

Moderne Insulinspritzen sind Plastikspritzen mit eingeschweißter Kanüle und gut sichtbarer Skala. Unter Beachtung der Insulinkonzentration können Sie mit Spritzen sowohl aus Insulinfläschchen als auch aus Patronen Insulin aufziehen.

So ziehen sie ein Insulin aus *einem* Insulinfläschchen auf

1. Verzögerungsinsulin oder Mischinsulin muss mindestens zehnmal geschwenkt oder in der flachen Hand gerollt werden. Hierbei nicht stark schütteln, da es sonst zu störenden Luftbläschen kommt.

2. Spritzen Sie zuerst etwa so viel Luft in das Fläschchen, wie Sie Insulin entnehmen wollen. Unterlassen Sie dies, haben Sie im Fläschchen bald einen Unterdruck, der den Kolben beim Aufziehen zurückrutschen lässt. Ziehen Sie den Spritzkolben bis zur gewünschten Menge heraus, stechen Sie die Nadel durch den Gummistopfen und spritzen Sie Luft in die Flasche. Die Flasche dabei auf dem Tisch stehen lassen.

3. Insulin aufziehen: Spritze und Flasche umdrehen, senkrecht halten, etwa 1–2 Einheiten mehr aufziehen als Sie brauchen und Spritze aus der Flasche ziehen. Luft nach oben Richtung Nadel klopfen und mit dem überschüssigen Insulin wegspritzen.

So mischen Sie Insulin aus *zwei* Fläschchen in einer Spritze

Viele Diabetiker mit Basis-Bolus-Therapie mischen z. B. morgens ihr Verzögerungsinsulin mit schnellwirkendem Insulin, um eine Injektion zu sparen. Achtung: zinkverzögerte Insuline sollen nicht gemischt werden. Bedenken Sie, dass Sie nur Insuline mit der gleichen Konzentration mischen dürfen.

Bewährt hat sich folgende Reihenfolge:

1. Verzögerungsinsulinfläschchen rollen oder schwenken. Dann Luft hineinspritzen. Spritze leer wieder herausziehen.
2. Anschließend wird Luft in das Fläschchen mit kurzwirkendem Insulin gespritzt und die gewünschte Menge aufgezogen.
3. Dann wird das Verzögerungsinsulin aufgezogen, wobei die gewünschten Einheiten zum kurzwirkenden Insulin addiert werden.
4. Bei dieser Mischtechnik dürfen Sie keine zusätzlichen Einheiten Verzögerungsinsulin in die Spritze aufziehen, da Sie beim Abspritzen auch kurzwirkendes Insulin abgeben würden.

Insulin aus Patronen aufziehen oder mischen

Unter Verwendung von U-100 Spritzen können Sie mit etwas Übung auch aus der Patrone Insulin aufziehen. Aber Achtung: Spritzen Sie keine Luft in die Patrone, solange sie noch voll ist. Sonst drücken Sie den Gummistopfen nach draußen.

Insulininjektion durch Angehörige

Um unabhängig zu sein, sollte jeder Diabetiker in der Lage sein, das Insulin selbst zu spritzen. Für Notsituationen ist es aber sehr hilfreich, wenn Partner, Verwandte oder Freunde Insulin spritzen können.

Ein weiterer Vorteil: Wer Insulin spritzen kann, hat auch weniger Angst, bei einer schweren Unterzuckerung mit Bewusstlosigkeit dem Partner Glukagon (☞ S. 98) zu spritzen!

5.4 Injektionshilfen (Pens)

Die von der Industrie angebotenen Spritzhilfen nennen sich Pens. Sie haben etwa die Größe und Form von Kugelschreibern oder Füllfederhaltern (☞ Abb. 4). Zu den einzelnen Geräten gehören passende Insulinpatronen. Man spritzt durch Drehen oder per Knopfdruck das Insulin in das Unterhautfettgewebe. Viele Diabetiker, besonders die, die mehrere Injektionen am Tag durchführen, finden die Injektion mit dem Pen einfacher und unterwegs bequemer als mit der herkömmlichen Spritze. Auch Sehbehinderte können mit einem Pen die Insulinmenge exakt dosieren. Es ist nur sinnvoll, einen Pen zu verwenden, wenn man ihn regelmäßig benutzt. Denn angebrochene Insulinpatronen sollten nicht länger als 4 Wochen in Gebrauch sein, danach ist die Wirkung des enthaltenen Insulins nicht mehr gewährleistet.

Üben Sie die Handhabung des Pens in einer Schulung oder beim Hausarzt und lesen Sie sich die Gebrauchsanweisung sorgfältig durch.

Zur Durchführung der Basis-Bolus-Therapie sind die Spritzhilfen am günstigsten, die Insulin in Einerschritten abgeben können. Wir haben uns deshalb in der Tab. 3 auf S. 29 auf diese beschränkt.

Suchen Sie sich den Pen aus, mit dem Sie sich am wohlsten fühlen. Die Basis-Bolus-Therapie kann man natürlich ebenso mit Spritzen durchführen. Nicht für alle Insuline sind Pen-Patronen verfügbar (z. B. nicht für Semilente, Ultratard HM, Monotard HM).

5 Insulinlagerung, Spritztechnik und Injektionshilfen

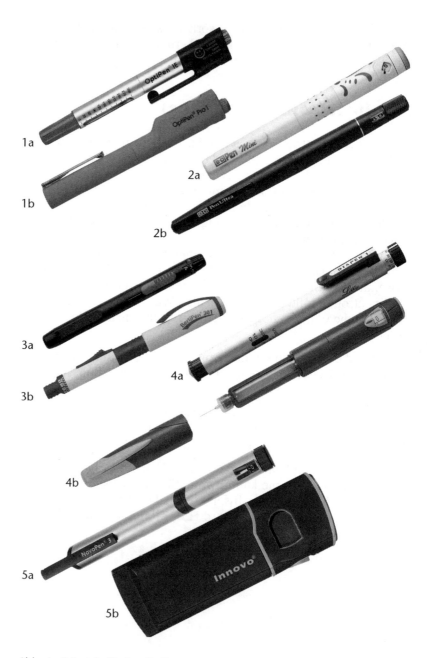

Abb. 4: Beispiele für Insulin-Pens.
    1 Aventis Pharma   a) OptiPen 1E   b) OpitPen Pro 1
    2 Becton Dickinson   a) BD Pen Mini   b) BD Pen Ultra 3,0
    3 Berlin Chemie   a) BerliPen 1   b) BerliPen 301
    4 Lilly   a) Diapen 1   b) HumaPen Ergo
    5 Novo Nordisk   a) NovoPen 3,0   b) Innovo

5.4 Injektionshilfen (Pens)

Hersteller, Name des Pens	passende Insulinpatronen und Hersteller	Patronengröße
Aventis Pharma OptiPen 1E OptiPen 1E Starlet OptiPen Pro1	**Aventis Pharma** • Insuman Rapid (Injektionslösung in einer Patrone) • Insuman Basal (Injektionslösung in einer Patrone)	• 300 Einheiten • 300 Einheiten
Becton Dickinson BD Pen classic 1,5 BD Pen Mini (für ½ Einheiten) BD Pen Ultra 1,5	**Lilly** • Huminsulin Normal für Pen • Humalog für Pen • Huminsulin Basal für Pen **Novo Nordisk** • Actrapid HM Penfill • Protaphan HM Penfill **Berlin Chemie** • Berlinsulin H-Normal Pen • Berlinsulin H Basal Pen	• 150 Einheiten • 150 Einheiten • 150 Einheiten • 150 Einheiten • 150 Einheiten • 150 Einheiten • 150 Einheiten
BD Pen Ultra 3,0	**Lilly** • Huminsulin Normal für Pen • Humalog für Pen • Huminsulin Basal für Pen **Berlin Chemie** • Berlinsulin H-Normal Pen • Berlinsulin H-Basal Pen	• 300 Einheiten • 300 Einheiten • 300 Einheiten • 300 Einheiten • 300 Einheiten
Berlin Chemie BerliPen 1	**Berlin Chemie** • Berlinsulin H-Normal Pen • Berlinsulin H-Basal Pen	• 150 Einheiten • 150 Einheiten
BerliPen 301	• Berlinsulin H-Normal Pen • Berlinsulin H-Basal für Pen	• 300 Einheiten • 300 Einheiten
Lilly Autopen 1,5 Lilly Diapen 1	**Lilly** • Huminsulin Normal für Pen • Humalog für Pen • Huminsulin Basal für Pen	• 150 Einheiten • 150 Einheiten • 150 Einheiten
HumaPen Ergo	• Huminsulin Normal für Pen • Humalog für Pen • Huminsulin Basal	• 300 Einheiten • 300 Einheiten • 300 Einheiten
Novo Nordisk NovoPen 1,5	**Novo Nordisk** • Actrapid HM Penfill • Protaphan HM Penfill	• 150 Einheiten • 150 Einheiten
NovoPen 3,0 NovoPen 3,0 demi (für ½ Einheiten) Innovo	• Actrapid HM Penfill • NovoRapid Penfill • Protaphan HM Penfill	• 300 Einheiten • 300 Einheiten • 300 Einheiten

Tab. 3: Einige Injektionshilfen (Pens) und Pen-Insuline

Was ist beim Pen zu beachten?

1. Bevor Sie mit dem Pen spritzen, sollten Sie immer 1–2 Einheiten abspritzen, um zu überprüfen, ob er funktionsfähig ist.
2. Bevor Sie den Pen für Verzögerungsinsulin benutzen, wird er 20-mal hin und her geschwenkt. Erst jetzt sollten Sie 1–2 Einheiten abspritzen, um seine Funktionsfähigkeit zu überprüfen. Danach sofort injizieren!
3. Falls der Pen nicht funktioniert, sollten Sie bedenken, dass das Insulin in den Patronen stärker konzentriert ist (U-100) als in den Insulinfläschchen (U-40)! Besorgen Sie sich für Notfälle Spritzen für Insulin U-100 (☞ S. 24), um das Insulin direkt aus der Patrone aufziehen zu können.
4. Sollten sie einmal eine größere Luftblase in der Patrone entdecken, können Sie sie so entfernen: Pen senkrecht mit der Nadel nach oben halten, Luftblase Richtung Nadel klopfen und einige Einheiten Insulin abgeben.

5.5 Die Insulininjektion

Normalerweise wird Insulin in das Unterhautfettgewebe gespritzt (subkutan, ☞ Abb. 5). Wenn Sie das Insulin in einen Muskel spritzen (intramuskuläre, tiefere Injektion), wird aufgrund der stärkeren Durchblutung eine schnellere Aufnahme (Resorption) erfolgen. Geschulte Diabetiker setzen diese Spritztechnik zuweilen gezielt ein, z. B. zur schnelleren Senkung erhöhter Blutzuckerwerte.

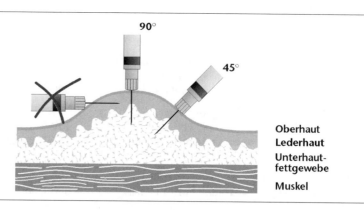

Abb. 5: Gewebeschichten und Injektionswinkel bei abgehobener Hautfalte [L157]

Unbeabsichtigt angewandt, kann die intramuskuläre Injektion Unterzuckerungen zur Folge haben. Zu flaches Spritzen erkennt man an der Quaddelbildung, die aus der intrakutanen Injektion in die Ober- bzw. in die Lederhaut herrührt.

Die heute üblichen kurzen Nadeln der Insulin-Pens und -Spritzen von maximal 13 mm ermöglichen den meisten Diabetikern, nach Abheben einer Hautfalte senkrecht oder im Winkel von 45° in die Haut einzustechen. Für Personen mit dünner Haut sind Pen-Nadeln in Längen zwischen 5 und 10 mm Länge erhältlich. Allerdings sind 5–6 mm lange Nadeln nur für Kinder und sehr schlanke Erwachsene sinnvoll. Wer viel Fettgewebe hat, sollte eine Nadel mit 13 mm Länge wählen und ohne Hautfalte senkrecht einstechen. Beachten Sie, dass die subkutane Fettschicht in der Bauchregion dicker als an Arm und Oberschenkel ist.

Wählen Sie die Spritzregionen gezielt!

Übliche Spritzregionen sind Bauch (2 cm rund um den Bauchnabel sollten frei bleiben), Außenseite der Oberschenkel (eine Handbreit oberhalb des Knies sollte frei bleiben), Gesäß und u. U. Außenseite der Oberarme.

Wichtig: Die Resorptionsgeschwindigkeit ist in den Spritzregionen unterschiedlich. Wahlloses Wechseln der Spritzregion führt zu Blutzuckerschwankungen:

- **In den Bauch** gespritztes Insulin wirkt am schnellsten, vor allem oberhalb des Bauchnabels. Es ist deshalb zweckmäßig, das kurzwirkende Insulin in den Bauch zu spritzen.
- **In Oberschenkel und Gesäß** injiziertes Insulin wirkt am langsamsten. Es ist deshalb sinnvoll, das Verzögerungsinsulin in den Oberschenkel oder das Gesäß zu spritzen.
- **Der Oberarm** als Spritzregion (mittelschnelle Aufnahme) ist umstritten. Hier steht für die Injektion nur eine kleine Fläche zur Verfügung, so dass Hautveränderungen häufiger vorkommen. Außerdem erfolgt die Injektion (ohne Hautfalte) hier oft unbeabsichtigt intramuskulär. Wenn Sie dennoch den Oberarm wählen, verwenden Sie eine kürzere Pen-Nadel.

Injektionsstellen innerhalb der Spritzregionen wechseln

Wechseln Sie regelmäßig die Einstichstellen innerhalb einer Spritzregion. Nutzen Sie die gesamte Fläche und überlegen Sie sich selbst ein Schema, nach dem Sie vorgehen. Es kann sonst zu Hautveränderungen wie Fettgewebswucherungen oder Verhärtungen kommen, die die Insulinresorption verändern können. Spritzen Sie außerdem nicht in blaue Flecken, Krampfadern oder Narben.

Hinweise zur Spritztechnik

- Hautdesinfektion ist bei normaler Körperhygiene wegen der desinfizierenden Wirkung der Insulinzusätze nicht nötig.
- Nehmen Sie die Spritze oder den Pen wie einen Bleistift in die Hand und bilden Sie mit der anderen Hand eine Hautfalte.
- Stechen Sie die Nadel senkrecht oder im Winkel von 45° in ganzer Länge in die Hautfalte. Bei dickerer Haut können Sie die Hautfalte beim Spritzen loslassen.
- Drücken Sie den Kolben der Spritze nach unten bzw. betätigen Sie Ihren Pen entsprechend der Gebrauchsanweisung. Sollte nach der Injektion ein Blutstropfen aus dem Stichkanal austreten, haben Sie vermutlich ein kleines Gefäß getroffen. Vielleicht bekommen Sie auch einen blauen Fleck. Beides ist harmlos.
- Wenn Sie mit Pen spritzen: Warten Sie einige Sekunden, bevor Sie die Nadel aus der Haut ziehen.
- Wenn regelmäßig etwas Insulin aus der Spritzstelle zurückfließt, kann Folgendes helfen: Lockern Sie die Hautfalte beim Spritzen. Injizieren Sie langsamer als sonst, und warten Sie einige Sekunden, bevor Sie die Nadel herausziehen. Spritzen Sie für das zurückgeflossene Insulin nichts nach. Die Menge kann man nicht genau genug abschätzen. Sie liegt meist unter einer Einheit.

Mehrfachverwendung von Pen-Nadeln und Spritzen

Sie können Pen-Nadeln und Spritzen wegen der desinfizierenden Wirkung der Insulinzusätze unbedenklich mehrfach verwenden. Neuere Untersuchungen zeigen jedoch, dass bereits nach 2–3maligem Gebrauch die Nadelspitzen Beschädigungen aufweisen können. Auch der Silikon-Gleitfilm der Nadeln nutzt sich bereits nach einem Einstich ab. Wir empfehlen Ihnen deshalb, nach 3–6 Injektionen eine neue Pen-Nadel oder Spritze zu verwenden. Bei sichtbarer Beschädigung, z. B. defekter Spitze oder schiefer Nadel, sollten Sie das Material sofort wechseln. So vermeiden Sie, dass kleinste Verletzungen das Gewebe schädigen.

Tipps und Tricks rund um die Insulininjektion

- Verhärtungen und Fettgewebswucherungen (Beulen) an den Spritzstellen sind heute die häufigsten Probleme. Ursache ist ständiges Spritzen in gleiche Stellen. Viele Diabetiker unterschätzen, wie sehr dadurch die Insulinresorption beeinträchtigt werden kann. „Unerklärliche" Blutzuckerwerte können die Folge sein. Injizieren Sie nicht mehr in diese Stellen, damit sich die Fettgewebswucherung bzw. Verhärtung zurückbilden kann. Haben Sie Geduld, die Rückbildung kann Monate dauern.

- Besonders Frauen neigen zu „blauen Äderchen" an den Oberschenkeln. Diese Stellen sollten Sie beim Spritzen umgehen, wenn sie blaue Flecken vermeiden wollen.

- Achtung: Wärme, z. B. durch ein heißes Bad, Sonnenbaden, Sauna oder langes Reiben der Injektionsstelle (mindestens 5–10 Minuten), kann die Insulinaufnahme ins Blut beschleunigen. Sie müssen dann mit einer schnelleren, verstärkten Insulinwirkung rechnen. Kälte wirkt entgegengesetzt.

- Wenn sie gezielt die Wirkung Ihres kurzwirkenden Insulins beschleunigen wollen, spritzen Sie direkt in einen Muskel, z. B. in die Wade bzw. den Ober- oder Unterarm. Muskeln sind generell besser durchblutet. Bei hohen Blutzuckerwerten oder bei einem Restaurantbesuch können Sie sich das zunutze machen.

- Haben Sie vor jeder Spritze fast unüberwindbare Angst, sprechen Sie bitte einen Psychotherapeuten an, bei dem Sie lernen können, Ihre Spritzenangst zu überwinden.

Ich teste mich selbst

Fragen zum Thema „Insulinlagerung, Spritztechnik und Injektionshilfen"

Antworten ☞ Anhang S. 160

1. Sie wollen Insulin aus einer Pen-Patrone aufziehen. Welche Spritze benötigen Sie dazu?

    a) U-100 Spritzen
    b) U-40 Spritzen

2. Wie sollen Insulinreserven gelagert werden?

    a) bei Zimmertemperatur
    b) im Kühlschrank
    c) im Tiefkühlschrank

3. Wann sollte das Insulin nicht mehr benutzt werden?

    a) wenn das Verwendbarkeitsdatum überschritten ist
    b) wenn das Insulin schlierig aussieht
    c) wenn das Insulin ausgeflockt ist
    d) wenn das Insulin die Farbe verändert hat

4. In welchem Winkel stechen Sie bei normaler Hautdicke die Kanüle ein?

    a) 20° (flach)
    b) 45° (schräg)
    c) 90° (senkrecht)

5. Vor dem Insulinspritzen muss die Haut desinfiziert werden.

    a) richtig
    b) falsch

6. Welche Insulinkonzentration haben Pen-Patronen?

    a) 40 Einheiten/ml
    b) 80 Einheiten/ml
    c) 100 Einheiten/ml

7. Warum soll man beim Insulinspritzen die Einstichstellen planmäßig wechseln?

8. Wie können Sie Ihr Insulin bei einer Skiwanderung vor zu niedrigen Temperaturen schützen?

9. Wie können Sie Ihr Insulin im Auto oder am Strand vor zu hohen Temperaturen schützen?

6 Ernährung

6.1 Allgemeine Ernährungsempfehlungen

Diabeteskost – eine gesunde Mischkost

Ernährungsempfehlungen für Typ-1-Diabetiker wurden aufgrund neuer Erkenntnisse immer wieder verändert. Was vor 10 Jahren für alle verbindlich galt, gilt heute schon nicht mehr. Das Wichtigste: Es gibt eigentlich keine Diabetesdiät mehr. Typ-1-Diabetiker dürfen alles essen, und wie für andere Menschen auch ist für Diabetiker eine gesunde Mischkost das Beste.

Die gesunde Ernährung für alle Menschen ist

- reich an Kohlenhydraten (mehr als 50 % der Energiezufuhr),
- arm an Fetten (weniger als 35 %),
- normal im Eiweiß (nicht mehr als 15 %) und
- reich an Ballaststoffen (20 g Ballaststoffe pro 1000 Kalorien).

Mit der früher üblichen „Diabetesdiät" haben viele Diabetiker gelernt, diesen Prinzipien einer gesunden Mischkost zuwider zu handeln. Sie essen zu wenig Kohlenhydrate, um Insulin zu sparen, sie essen zu viel Fett und Eiweiß, weil dafür kein Insulin benötigt wird. Mit dieser ungünstigen Ernährungsweise kann das Risiko für Gefäßerkrankungen (z. B. Herzinfarkt, Schlaganfall) und Gicht erhöht werden. Mit den folgenden Empfehlungen können Sie diesen Weg, falls auch Sie ihn eingeschlagen haben, korrigieren und damit gleichzeitig vielen Erkrankungen vorbeugen.

Für Diabetiker kommt es nicht darauf an, Kohlenhydrate zu sparen, sondern den Kohlenhydratgehalt der Speisen und Getränke richtig einzuschätzen.

Wenn Sie gesund essen und trinken wollen

- Essen Sie mehr Kohlenhydrate als bisher, vor allem Vollkornprodukte, Vollkornnudeln, Naturreis, Kartoffeln, Gemüse, Salate und rohes Obst.

- Essen Sie weniger Weißmehlprodukte, Zuckerwaren, Gemüsekonserven, Früchte aus der Dose.
- Essen Sie weniger fette Fleisch-, Fisch- und Wurstwaren, Streich- und Kochfett.
- Trinken Sie weniger Alkohol.

6.2 Blutzucker erhöhende und nicht Blutzucker erhöhende Nahrungsmittel

Beim Diabetes ist der Kohlenhydrat-Stoffwechsel gestört: Der Blutzucker steigt, nachdem kohlenhydratreiche Nahrungsmittel gegessen oder getrunken worden sind.

Kohlenhydratreiche Nahrungsmittel erhöhen den Blutzucker.

Wir unterscheiden:
1. kohlenhydratreiche Nahrungsmittel, die den Blutzucker erhöhen.
2. kohlenhydrathaltige Nahrungsmittel, die den Blutzucker kaum erhöhen.
3. kohlenhydratfreie bzw. kohlenhydratarme Nahrungsmittel, die den Blutzucker nicht erhöhen.

1. Kohlenhydratreiche Nahrungsmittel, die den Blutzucker erhöhen

- Getreide und Getreideprodukte, Nudeln, Reis, Mais,
- Kartoffeln,
- Obst,
- Milch, Buttermilch, Dickmilch, Joghurt, Kefir,
- Zucker.

Einige Nahrungsmittel enthalten zwar Kohlenhydrate, werden aber wegen ihres hohen Gehaltes an Ballaststoffen oder Fett in der Ernährung des insulinbehandelten Diabetikers nicht berechnet. Sie führen in üblichen Mengen zu keinem bedeutsamen Blutzuckeranstieg.

Von diesen Nahrungsmitteln ist bekannt, dass sie in üblichen Mengen den Blutzucker kaum beeinflussen, obwohl sie einen relativ hohen Kohlenhydratgehalt aufweisen. Hülsenfrüchte sollten in ihrer Wirkung auf den Blutzucker individuell ausgetestet werden. Normalerweise führt eine Portion eines derartigen Gerichtes zu keinem wesentlichen Blutzuckeranstieg. Nüsse, Kerne und Samen bewirken durch ihren hohen Fett- und Ballaststoffgehalt nur einen geringen Blutzuckeranstieg, bis 50 g können daher ohne Berechnung gegessen werden.

2. Kohlenhydrathaltige Nahrungsmittel, die den Blutzucker kaum erhöhen

- Hülsenfrüchte: z. B. Bohnen, Erbsen, Kichererbsen, Linsen, Sojabohnen.
- Nüsse: z. B. Erdnüsse, Haselnüsse, Kokosnuss, Paranüsse, Walnüsse.
- Kerne und Samen: z. B. Kürbiskerne, Leinsamen, Mandeln, Mohn, Pistazien.

Die eiweißreichen, die fettreichen und die wasserreichen Nahrungsmittel erhöhen den Blutzucker nicht. Sie sind kohlenhydratfrei bzw. kohlenhydratarm. Käse und Quark erhöhen den Blutzucker nicht, weil bei ihrer Herstellung die milchzuckerhaltige Molke größtenteils entfernt wird. Gemüsesorten, die früher berechnet wurden, z. B. gekochte Möhren, Erbsen, rote Beete und Schwarzwurzeln werden wegen ihres Ballaststoffgehaltes nicht mehr angerechnet. Sie führen zu keinem wesentlichen Blutzuckeranstieg.

3. Kohlenhydratfreie bzw. kohlenhydratarme Nahrungsmittel, die den Blutzucker nicht erhöhen

- Eiweißreiche Nahrungsmittel: z. B. mageres Fleisch, magere Wurst, magerer Fisch, magerer Käse, Magerquark, Tofu (Sojabohnenquark), Eiklar.
- Fettreiche Nahrungsmittel: z. B. Butter, Margarine, Öl, fette Wurst, fetter Käse, Eigelb, fettes Fleisch, fette Fischsorten.
- Wasserreiche Nahrungsmittel: z. B. Salat, Pilze und Gemüse (außer Mais).

Kohlenhydratberechnung

Aus praktischen Gründen werden die Kohlenhydrate nicht in Gramm, sondern in Schätzeinheiten angegeben.

> 1 Schätzeinheit = 10–12 g Kohlenhydrate.
> (Empfehlung der DDG, Ausschuss Ernährung, 1993)

Dieser von der Deutschen Diabetes-Gesellschaft (DDG) 1993 eingeführte Begriff sollte die bisher üblichen Bezeichnungen Broteinheit (BE), Kohlenhydrateinheit (KE) usw. vereinheitlichen und nutzlose Auseinandersetzungen darüber beenden. Vom Gesetzgeber wurde diese Empfehlung noch nicht umgesetzt, so dass Hersteller diätetischer Lebensmittel weiterhin verpflichtet sind, 12 Gramm Kohlenhydrate als 1 Broteinheit anzugeben. Da es sinnvoll ist, sich für die Berechnung auf eine Grammzahl festzulegen, verwenden wir hier weiter die BE mit 12 g Kohlenhydraten.

In Kohlenhydrataustauschtabellen kann nachgeschlagen werden, wie viel Kohlenhydrate in den Nahrungsmitteln enthalten sind. Vergleicht man die Schätzeinheiten in älteren und neueren Kohlenhydrataustauschtabellen, so treten mitunter erhebliche Differenzen in den Mengenangaben auf. Beispiel: Eine Schätzeinheit Kartoffeln entspricht heute 80 g statt früher 60 g. Das liegt daran, dass man heute nur noch die tatsächlich blutzuckerwirksamen Kohlenhydrate (verwertbare Kohlenhydrate) berechnet. Ballaststoffe werden nicht mitgerechnet. Diese Vorgehensweise ist zu begrüßen, sie hat sich aber noch nicht überall durchgesetzt. Auch nach Einführung der neuen Schätzeinheit gibt es daher noch unterschiedliche Kohlenhydrattabellen. Sie werden in Diabetikerschulungen verteilt, man kann sie aber auch im Buchhandel kaufen. Suchen Sie sich eine Tabelle aus, mit der Sie gut arbeiten können und lernen Sie aus eigenen Erfahrungen, wie Sie am besten mit Kohlenhydraten rechnen.

 Es ist empfehlenswert, sich an eine Tabelle zu halten und nicht zwischen verschiedenen Tabellen hin- und herzuwechseln.

Glykämischer Index – hilfreich oder verwirrend?

Beim glykämischen Index wird die Blutzuckerwirksamkeit bestimmter Nahrungsmittel mit der von Traubenzucker verglichen. Im Normalfall isst man die Kohlenhydrate im Rahmen einer gemischten Mahlzeit, d. h. in Verbindung mit Eiweiß und Fett. Deshalb hat der glykämische Index in der Praxis eine geringe Bedeutung und wir geben Ihnen keine Empfehlungen, bestimmte Nahrungsmittel zu meiden oder vorzuziehen. Aber es gibt Situationen, in denen das Wissen über den glykämischen Index hilfreich sein kann:

- In der Schwangerschaft (☞ S. 116) ist es wichtig, dass die Blutzuckerwerte nach dem Essen nicht zu hoch ansteigen. Durch Nahrungsmittel mit einem hohen glykämischen Index wie Frischkornmüsli oder Vollkornprodukte können diese Anstiege verhindert werden.
- Bei der Verwendung von kurzwirkenden Insulinanaloga ist es sinnvoll, beim Verzehr von Nahrungsmitteln mit hohem glykämischen Index die Insulinmenge nach der Mahlzeit oder in zwei Portionen zu spritzen (z. B. eine Hälfte vor dem Essen, die andere Hälfte eine Stunde später). Das gilt besonders, wenn die Mahlzeit zusätzlich fettreich ist.

6.3 Süßungsmittel

Für die Ernährung des Diabetikers unterscheidet man drei Arten von Süßungsmitteln:

- Blutzucker erhöhende Zuckerarten,
- geringfügig Blutzucker erhöhende Zuckerarten (Zuckeraustauschstoffe) und
- nicht Blutzucker erhöhende Süßungsmittel (Süßstoffe).

Tab. 4 zeigt diese Süßungsmittel in einer Übersicht.

Süßstoffe (nicht Blutzucker erhöhend)	Zuckeraustauschstoffe (geringfügig Blutzucker erhöhend)	Zucker (Blutzucker erhöhend)
• Aspartame	• Fruchtzucker	• Traubenzucker
• Cyclamat	• Sorbit	• Haushaltszucker
• Saccharin	• Isomalt	• Honig
• Acesulfam K	• Xylit	• Milchzucker
• Neohesperidin	• Lactit	• Malzzucker
• Thaumatin	• Mannit	
	• Polydextrose	
	• Maltit	

Tab. 4: Wirkung der Süßungsmittel auf den Blutzucker

Süßstoffe

Süßstoffe erhöhen den Blutzucker nicht. Sie enthalten keine Kalorien. Zu den Süßstoffen gehören u. a. Aspartame, Cyclamat und Saccharin. Die meisten in Deutschland verwendeten Süßstoffe sind Mischungen aus Cyclamat und Saccharin. Neue Süßstoffe sind Acesulfam K, Neohesperidin und Thaumatin. Nahrungsmittel, die Süßstoff enthalten, tragen den Aufdruck „mit Süßstoff ..." (Name des Süßstoffes). Süßstoffe sind nach derzeit vorliegenden, umfangreichen Untersuchungen nicht gesundheitsschädlich. Sie werden in fester Form (Süßstofftabletten) und als Flüssigkeit (Süßstofflösung in der Flasche) auch von Nichtdiabetikern zum Süßen von Speisen und Getränken verwendet. Es ist ratsam, sie sparsam zu verwenden, denn zu viel kann bitter schmecken.

Aspartame zerfällt in sauren Lösungen und durch Hitzeeinwirkung. Daher ist es zum Kochen und Backen nicht geeignet (siehe Aufdruck auf der Verpackung). Mit Aspartame gesüßte Getränke verlieren bei langer Lagerung ihre Süßkraft (siehe Haltbarkeitsdatum).

Zuckeraustauschstoffe

Zu den Zuckeraustauschstoffen gehören Fruchtzucker (Fruktose), Isomalt, Lactit, Polydextrose, Sorbit, Maltit, Mannit und Xylit. Sie werden vor allem zur Herstellung von Diätsüßigkeiten und Diätgebäck verwendet. Diätwaren, die Zuckeraustauschstoffe enthalten, tragen den Aufdruck „geeignet zur besonderen Ernährung bei Diabetes mellitus im Rahmen eines Diätplanes".

Da der Blutzucker nach dem Verzehr von Zuckeraustauschstoffen bei den meisten Diabetikern nur wenig ansteigt, ist es nicht sinnvoll, dafür Insulin zu spritzen.

Der Gesetzgeber verpflichtet die Industrie zurzeit noch, 12 g Zuckeraustauschstoffe als 1 BE anzugeben. Die Blutzuckerwirksamkeit wird dabei leider nicht beachtet. Wenn Sie Ihre Insulindosis berechnen, gilt daher: Die Zuckeraustauschstoffe werden von den Gesamtkohlenhydraten abgezogen. Einige Hersteller geben beide Berechnungen an.

Beispiel: 1 Tafel Diätschokolade enthält lt. Angabe auf der Verpackung 48 g Kohlenhydrate. Sie finden dafür die Angabe von 4 BE. Davon sind 36 g Zuckeraustauschstoffe. Lediglich 12 g Kohlenhydrate sind blutzuckerwirksam. Sie berechnen also für die Tafel Schokolade 1 BE.

Zuckeraustauschstoffe können schon in kleinen Mengen zu Blähungen und anderen Magen-Darm-Beschwerden führen. Verglichen mit anderen Süßungsmitteln bieten sie keine besonderen Vorteile. So äußerte sich 1995 die Diabetes and Nutrition Study Group of the European Association for the Study of Diabetes zu den Zuckeraustauschstoffen: **„Fruktose und andere kalorienhaltige Zuckeraustauschstoffe bringen Diabetikern keinen wesentlichen Vorteil** gegenüber der Verwendung von Haushaltszucker außer einer verminderten Kariesbildung. Zum Verzehr von Fruktose und anderen Zuckeraustauschstoffen sollte nicht ermutigt werden. Viele Lebensmittel, die derzeit als geeignet für Diabetiker angepriesen werden, haben einen hohen Fett- und Energiegehalt und sind meistens teurer als übliche Produkte."

Zucker

Untersuchungen an Typ-1-Diabetikern haben gezeigt, dass Zucker den Blutzucker nicht mehr erhöht als andere Kohlenhydrate. Der Kohlenhydratgehalt muss nur richtig berechnet werden, um die entsprechende Insulinmenge zu spritzen. Dafür gibt es Tabellen zum Nachschlagen, z. B. „Kalorien mundgerecht" (☞ Literaturhinweise S. 166). Viele Hersteller geben auf ihren Verpackungen eine Kohlenhydratangabe an, aus der sich die BE errechnen lassen.

Das Zucker-ABC

Zur Blutzucker erhöhenden Zuckerfamilie gehören:

- **Dextrose:** Traubenzucker,
- **Glukose:** Traubenzucker,
- **Honig:** 39 % Fruchtzucker, 31 % Traubenzucker, 17 % Wasser, 10 % Mehrfachzucker, 3 % andere Stoffe,
- **Invertzucker:** Gemisch aus Traubenzucker und Fruchtzucker,
- **Laktose:** Milchzucker,
- **Maltodextrin:** Mehrfachzucker, nicht süß schmeckend, Abbauprodukt von Stärke, wird in bestimmten Lebensmitteln als Trennmittel eingesetzt, z. B. in Aspartame zum Streuen,
- **Maltose:** Malzzucker,
- **Melasse:** sirupartiger Rückstand bei der Zuckergewinnung,
- **Monosaccharide:** Einfachzucker, z. B. Traubenzucker,
- **Oligosaccharide:** Mehrfachzucker,
- **-ose:** Endung vieler Zuckerarten,
- **Saccharose:** Rohr- und Rübenzucker, Haushaltszucker, nicht verwechseln mit Saccharin!
- **Stärke:** Vielfachzucker, z. B. in Kartoffeln, Brot, Nudeln, Reis,
- **Zuckercouleur:** brauner Farbstoff, entsteht durch starkes, trockenes Erhitzen von Haushaltszucker, Nummer E150 in der Zutatenliste.

Ich teste mich selbst

Fragen zum Thema „Blutzucker erhöhende und nicht Blutzucker erhöhende Nahrungsmittel"

Antworten ☞ Anhang S. 161

1. Sie speisen in einem gutbürgerlichen Restaurant und wählen: paniertes Schnitzel mit Salzkartoffeln, dazu Erbsen und Möhren. Welche Nahrungsmittel berechnen Sie als BE?

    a) alle
    b) die Panade des Schnitzels und die Salzkartoffeln
    c) nur die Salzkartoffeln
    d) Möhren und Salzkartoffeln

2. Wenn Sie mit Zuckeraustauschstoffen gesüßte Süßwaren essen, sollten Sie:

    a) entsprechend der auf der Verpackung angegebenen BE-Menge Insulin dafür spritzen
    b) die Zuckeraustauschstoffmenge abziehen und nur für den verbleibenden Kohlenhydratanteil Insulin spritzen
    c) die angegebene BE-Menge halbieren

3. Diabetiker sollten

    a) alle kohlenhydrathaltigen Nahrungsmittel abwiegen
    b) jedes Nahrungsmittel abwiegen
    c) den Kohlenhydratgehalt der Speisen einschätzen können

4. Hülsenfrüchte sollte man

    a) grundsätzlich voll anrechnen
    b) in üblichen Mengen nicht anrechnen
    c) gar nicht anrechnen
    d) in ihrer Blutzuckerwirksamkeit individuell austesten

6.4 Getränke

Alkoholfreie Getränke

Diabetiker brauchen ebenso viel Flüssigkeit wie andere Menschen (ca. 1,5 l täglich). Bei Hitze, erhöhter Körpertemperatur oder schwerer körperlicher Arbeit ist der Bedarf erhöht. Lediglich bei einer Stoffwechselentgleisung ist es für Diabetiker ratsam, viel Wasser zu trinken. Alkoholfreie Getränke sind besonders empfehlenswert. Die im Folgenden genannten alkoholfreien Getränke sind kohlenhydratfrei, sie erhöhen daher den Blutzucker nicht.

> **Getränke, die den Blutzucker nicht erhöhen**
> - Mineralwasser, Kaffee, Tee
> - Malzkaffee
> - Diätlimonade
> - Light-Getränke

Dagegen erhöhen andere alkoholfreie Getränke den Blutzucker. Sie enthalten Kohlenhydrate und werden bei den Schätzeinheiten mitgerechnet.

> **Getränke, die den Blutzucker erhöhen**
> - Malzbier
> - Colagetränke
> - Limonade
> - Fruchtsaftgetränke, Nektar
> - reine Fruchtsäfte (100 % Saft)
> - Diätfruchtsaftgetränke
> - Gemüsesäfte
> - Milch (alle Fettgehaltsstufen), Buttermilch, Kefir
> - alkoholfreies Bier

Alkoholische Getränke

Alkohol ist für Diabetiker genauso schädlich wie für Nichtdiabetiker. Hinzu kommt beim Diabetiker noch das Risiko, nach Alkoholgenuss zu unterzuckern, denn Alkohol hemmt die Zuckerproduktion der Leber (☞ S. 95). Trinken Sie daher Alkohol nur zu einem kohlenhydrathaltigen Essen. Die blutzuckersenkende Wirkung des Alkohols setzt bei leerem Magen schnell und stark ein. Außerdem hemmt Alkohol die Magenentleerung. Die Kohlenhydrate gelangen dadurch langsamer als sonst ins Blut. Die Übersichten auf S. 46 und 47 informieren Sie über alkoholische Getränke.

Alkohol in kleinen Mengen ist auch für Diabetiker unproblematisch (☞ S. 46, 2-Gläser-Regel). Wenn Sie mehr Alkohol trinken: Essen Sie sicherheitshalber zusätzliche Kohlenhydrate oder spritzen Sie weniger Insulin. Besonders bei kohlenhydratarmen oder -freien alkoholischen Getränken steigt das Unterzuckerungsrisiko. Spritzen Sie für alkoholische Getränke, auch wenn sie Kohlenhydrate enthalten, kein Insulin, sonst erhöhen Sie Ihr Risiko, eine schwere Unterzuckerung zu bekommen. Ebenso gefährlich wäre es allerdings, vor einer Feier mit Alkohol das Insulin ganz wegzulassen.

Unterzuckerungen durch Alkoholgenuss am Abend können zum Teil auch noch am späten Vormittag des nächsten Tages auftreten! Wenn Sie z. B. abends Alkohol getrunken haben, ist es das Sicherste, einen evtl. erhöhten Blutzucker erst am nächsten Morgen zu korrigieren.

Das Unterzuckerungsrisiko bei Alkoholgenuss nach Sport wird häufig unterschätzt. Meist sind die Zuckerspeicher nach sportlicher Betätigung leer. In der Ruhephase werden die Zuckerdepots im Körper wieder aufgefüllt. Der Alkohol hemmt die Zuckerproduktion der Leber. Dadurch wird ein sinkender Blutzucker aus der Leber nicht wieder aufgefüllt und der Blutzucker sinkt weiter ab.

Trinken Sie nach sportlicher Betätigung daher nur wenig Alkohol. Überwachen Sie Ihren Blutzucker besonders gut. Informieren Sie vorsorglich Ihre Angehörigen: Nach Alkoholgenuss kann Glukagon zur Behandlung einer Unterzuckerung mit Bewusstlosigkeit weniger wirksam sein als sonst. Ihre Angehörigen sollten bei einer alkoholbedingten Unterzuckerung mit Bewusstlosigkeit daher den Notarzt rufen.

Kohlenhydratreiche alkoholische Getränke

- **Likör** (200–300 g Zucker/l): z. B. Bitterlikör, Eierlikör, Kirschlikör
- **aufgesetzte Brände:** z. B. Apfelkorn
- **Bier** (ca. 40 g Malzzucker/l): z. B. Pils, Export, Kölsch, Altbier, Weizenbier, Bockbier (70 g Malzzucker/l)
- **süßer Wein:** z. B. Portwein, Sherry, Trockenbeerenauslese, Eiswein, Wein mit rotem Weinsiegel (bis 30 g Restzucker/l), Imiglykos, Kardarka, Madeira, Malaga, Tokayer
- **Cocktails:** z. B. Pina Colada (12-24 g Zucker)
- **Sekt:**

süß/mild	über 50 g Restzucker/l	
halbtrocken	35-50 g Restzucker/l	demi-sec, demi-doux, medium-dry
trocken	17–35 g Restzucker/l	sec, doux, dry

Eine gute Hilfe für den Umgang mit Alkohol sind die folgenden zwei Regeln:

Zwei-Gläser-Regel:

Sie gehen kein Unterzuckerungsrisiko ein, wenn Sie nicht mehr als 2 Gläser eines alkoholischen Getränkes, im üblichen Glas serviert, trinken.

Insulin-Regel:

Spritzen Sie für alkoholische Getränke kein Insulin.

Früher galten alkoholische Getränke, die Zucker enthalten, für Diabetiker als „verboten". Dies ist unberechtigt, da Zucker in der Ernährung allgemein kein Problem darstellt. Bei kohlenhydratreichen alkoholischen Getränken ist die Gesamtwirkung auf den Blutzucker schwer abzuschätzen.

6.4 Getränke

Kohlenhydratarme und kohlenhydratfreie alkoholische Getränke

- **Diätbier:** ca. 10 g Malzzucker/l
- **Light-Bier:** ca. 20 g Malzzucker/l
- **trockener Wein:** Diabetikerweine (bis 4 g Traubenzucker und bis 20 g Restzucker/l), Wein mit gelbem Weinsiegel (bis 9 g Restzucker/l), Wein mit grünem Weinsiegel (bis 18 g Restzucker/l), ausländische trockene Weine wie Bordeaux, Chianti, Rioja, Demestica, Frascati secco, Retsina, Sake
- **Sekt:** Champagner, Sekt brut (unter 15 g Zucker/l), Sekt extra trocken/extra dry (12–20 g Zucker/l)
- **Branntweine:** Aquavit, Arrak, Calvados, Cognac, Gin, Genever, Himbeergeist, Kirschwasser, Korn, Kräuterschnäpse, Metaxa, Obstler, Ouzo, Rum, Rumverschnitt, Slibowitz, Weinbrand, Whisky, Wodka, Zwetschgenwasser
- **Cocktails:** Margarita (3-6 g Zucker), Manhattan (4-5 g Zucker)

Branntweine enthalten keinen Zucker. Sie werden aus kohlenhydrathaltigen Rohstoffen wie Getreide, Kartoffeln, Obst, Reis oder Zuckerrohr gewonnen, jedoch sind die Kohlenhydrate durch die alkoholische Gärung vollständig in Alkohol umgewandelt.

Ich teste mich selbst

 Fragen zum Thema „Getränke"

Antworten ☞ Anhang S. 161

1. Wie viel Insulin spritzen Sie für 5 Flaschen Diätbier (Aufschrift: pro Flasche „⅕ BE")?

2. Wie viele Gläser eines alkoholischen Getränks können Sie ohne erhöhtes Unterzuckerungsrisiko trinken?

3. Sie testen nach einem geselligen Abend (mit Alkoholgenuss) vor dem Zubettgehen den Blutzucker. Er liegt bei 300 mg/dl. Wie viel Insulin würden Sie zur Blutzuckerkorrektur spritzen?

4. Erhöht alkoholfreies Bier den Blutzucker?

5. Rum wird aus Zuckerrohr hergestellt. Warum erhöht Rum dennoch nicht den Blutzucker?

6. Wenn Sie mehr als zwei Gläser eines alkoholischen Getränks trinken, ist es sinnvoll

   a) zusätzlich Insulin zu spritzen
   b) zusätzlich Kohlenhydrate zu essen

6.5 Spezielle Ernährungsempfehlungen

Ernährungsempfehlungen bei Mikroalbuminurie

Die Mikroalbuminurie (geringfügig erhöhte Eiweißausscheidung im Urin) ist ein frühes Zeichen einer diabetischen Nierenerkrankung (☞ S. 127). Mehrere Studien belegen, dass eine Verringerung der Eiweißzufuhr in der Nahrung die Weiterentwicklung der Erkrankung verlangsamt. Wir empfehlen deshalb Diabetikern mit Mikroalbuminurie, ihren Eiweißverbrauch zu verringern. Es bedeutet ein Mehr an Überlegung und Einschränkung, wenn ein Diabetiker zusätzlich zur Kohlenhydratberechnung auch noch die Eiweißmengen beachten muss, aber mit etwas Übung kann dies zur Routine werden. Probieren Sie es bitte aus und entscheiden Sie dann, inwieweit Sie unseren Empfehlungen folgen können. Angaben zum Eiweißgehalt verschiedener Nahrungsmittel finden Sie in Nährwerttabellen (☞ Literaturhinweise im Anhang). Mit ihrer Hilfe können Sie die Menge Eiweiß ausrechnen, die Sie pro Tag zu sich nehmen.

Die Deutsche Gesellschaft für Ernährung (DGE) empfiehlt Erwachsenen, täglich nicht mehr als 0,8 g Eiweiß pro Kilogramm Körpergewicht mit der Nahrung aufzunehmen. Diese Menge entspricht 12–15 % des Energiebedarfs. Untersuchungen haben ergeben, dass im Durchschnitt 1,3 g Eiweiß pro Kilogramm Körpergewicht in Deutschland gegessen werden – wir essen zu viel Fleisch und zu viel Wurst. Daher bedeutet die Realisierung der wünschenswerten Eiweißzufuhr eine Verlagerung der bisherigen Ernährungsgewohnheiten auf pflanzliche Kost. Die Ernährung wird damit auf den natürlichen Eiweißbedarf hin normalisiert.

Wir nehmen mit den Nahrungsmitteln pflanzliches und tierisches Eiweiß zu uns. Pflanzliches Eiweiß ist im Getreide (Brot und Nährmittel), in Kartoffeln, Hülsenfrüchten, Sojaprodukten und in kleinen Mengen auch in Gemüse und Obst enthalten. Tierisches Eiweiß ist in Fleisch, Wurst, Fisch, Milch, Milchprodukten und Eiern enthalten.

Will man Eiweiß einsparen, so sollte man eiweißreiche tierische Nahrungsmittel knapp halten. Man kann aber nicht ganz auf tierisches Eiweiß verzichten, da wir einige Eiweißbausteine (Aminosäuren) für den Zellaufbau benötigen. Der Körper kann diese Eiweißbausteine selber nicht herstellen. Wir finden sie hauptsächlich in tierischen Nahrungsmitteln, wobei Milch, Milchprodukte und Eier hochwertigeres Eiweiß liefern als Fleisch, Wurst und Fisch.

Versuchen Sie, sich schrittweise umzustellen. Beginnen Sie zuerst mit der Halbierung Ihrer Fleisch-, Fisch- und Wurstportionen. Steigern Sie langsam die Zahl der fleischlosen Tage. Es ist sinnvoll, nur 2–3 mal in der Woche eine kleine Portion Fleisch oder Fisch zu essen.

Ernährungsempfehlungen bei erhöhten Blutfettwerten

Wenn Sie trotz guter Blutzuckereinstellung erhöhte Blutfette (Cholesterin, Triglyzeride) haben, ist es ratsam, folgende Punkte besonders zu berücksichtigen. Sie beugen damit einer vorzeitigen Gefäßverkalkung vor.

- Vermindern Sie Ihr Körpergewicht, indem Sie Fett bei der Ernährung einsparen (Streich- und Kochfett, versteckte Fette).
- Essen Sie weniger Nahrungsmittel tierischer Herkunft, um gesättigte Fettsäuren in der Ernährung einzusparen.
- Meiden Sie „Cholesterinbomben" wie:
  - Hirn und Innereien,
  - Eigelb,
  - Tintenfisch, Schalen- und Krustentiere
    (z. B. Krabben, Krebse, Muscheln, Austern).
- Bevorzugen Sie pflanzliche Fette. Günstig sind z. B. Margarine, Olivenöl und Sonnenblumenöl.

Ihre Ernährungsmaßnahmen unterstützen Sie besonders, wenn Sie sich mehr als bisher bewegen. Dadurch steigt das gefäßschützende HDL-Cholesterin an. Falls Sie rauchen, versuchen Sie mit dem Rauchen aufzuhören (☞ S. 132).

Wenn bei Ihnen die Triglyzeride erhöht sind, empfehlen wir Ihnen zusätzlich:

- Schränken Sie Ihren Zuckerverbrauch ein, dies betrifft auch die Zuckeraustauschstoffe.
- Schränken Sie Ihren Alkoholkonsum ein.

Ernährungsempfehlungen bei Bluthochdruck

Bluthochdruck schädigt Herz, Nieren und die Gefäße, deshalb muss er behandelt werden (☞ S. 133). Auch leichtere Formen des Bluthochdrucks werden bei Typ-1-Diabetikern heute frühzeitig mit Medikamenten behandelt. Bei bereits vorhandener Nephropathie ist das besonders wichtig. Sie können durch das Beachten spezieller Ernährungsregeln die Wirkung des Medikaments unterstützen und u. U. sogar die Dosis senken:

- Falls Sie Übergewicht haben, versuchen Sie an Gewicht abzunehmen.
- Falls Sie regelmäßig Alkohol trinken, reduzieren Sie Ihren Alkoholkonsum. Sie können dadurch wahrscheinlich Ihren Blutdruck senken.
- Kochsalzarme Ernährung kann bei einem Teil der Betroffenen den Blutdruck senken.

Was Sie noch tun können: Lernen Sie, Ihren Blutdruck selbst zu messen. Treiben sie regelmäßig Ausdauersport und rauchen Sie nicht. Erkundigen Sie sich, ob Ihr Diabeteszentrum eine Bluthochdruckschulung anbietet.

(Literaturhinweis zum Thema Bluthochdruck ☞ S. 166)

Empfehlungen zur Gewichtsreduktion

Wenn Sie übergewichtig sind und abnehmen wollen, setzen Sie sich realistische Ziele. Für einen langfristigen Erfolg ist es sinnvoll, langsam über einen längeren Zeitraum abzunehmen, z. B. 1 kg im Monat. Blitzdiäten haben in der Regel nur kurzfristigen Erfolg. Hilfen erhalten Sie z. B. von Krankenkassen, Volkshochschulen oder in Selbsthilfegruppen.

Was bei der Gewichtsabnahme hilft:

- Schränken Sie Ihren Fettverbrauch ein. Achten Sie besonders auf versteckte Fette.
- Meiden Sie alkoholische Getränke, da der Kaloriengehalt fast so hoch ist wie beim Fett.
- Versuchen Sie, Ihren Energieverbrauch zu steigern, indem Sie Ausdauersport machen wie Laufen, Walking, Schwimmen oder Radfahren.

Eine langfristige Gewichtsabnahme bedeutet meist eine dauerhafte Veränderung von Lebensgewohnheiten. Deswegen ist es so schwierig, Gewicht abzunehmen. Sie sollten sich genau überlegen, ob Sie immer wieder neue Versuche zum Abnehmen starten. Denn wer immer wieder eine Reduktionsdiät durchführt, nimmt oft sogar zu. Seien Sie nicht zu ehrgeizig. Es kann auch schon ein Erfolg sein, wenn Sie Ihr Gewicht halten.

Versuchen Sie, für sich zu klären, welche Bedeutung das Gewicht in Ihrem Leben hat. Vielleicht gelingt es Ihnen, sich mit Ihrem Übergewicht zu arrangieren.

7 Grundlagen der Insulintherapie

Die Insulintherapie soll Diabetikern ermöglichen, ihren Blutzucker nahe am Normalbereich zu halten, ohne gleichzeitig durch viele Einschränkungen im Tagesverlauf die Lebensqualität wesentlich zu senken. Es gibt verschiedene Strategien der Insulintherapie, um diese Ziele zu erreichen.

7.1 Die Basis-Bolus-Therapie ahmt die Natur nach

Beim Nichtdiabetiker gibt die Bauchspeicheldrüse kontinuierlich die Mengen von Insulin in den Blutkreislauf, die der Körper zur Aufrechterhaltung normaler Blutzuckerspiegel benötigt. Sie passt die Insulinabgabe dem unterschiedlichen Bedarf bei Essen und Nichtessen (Fasten) an (☞ Abb. 6).

Die Insulinausschüttung des Nichtdiabetikers lässt sich heute am besten mit einer Insulinpumpe nachahmen, die ähnlich wie die Bauchspeicheldrüse kontinuierlich kurzwirkendes Insulin abgibt. Die Basis-Bolus-Therapie (BBT) stellt ebenfalls eine gute Annäherung an die natürliche Insulinfreisetzung dar. Sie ist technisch weniger aufwendig als die Pumpe und hat in der Stoffwechselnormalisierung vergleichbare Erfolge. Bei der Basis-Bolus-Therapie spritzt

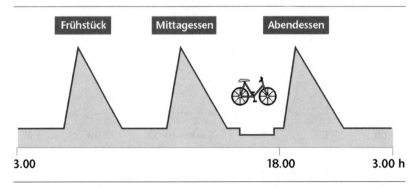

Abb. 6: Insulinausschüttung beim Nichtdiabetiker [L157]

7 Grundlagen der Insulintherapie

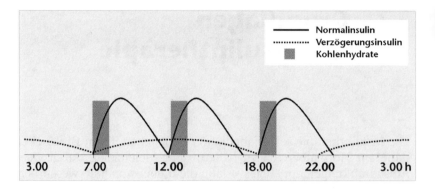

Abb. 7a: Basis-Bolus-Therapie mit 2× Verzögerungsinsulin und Normalinsulin [L157]

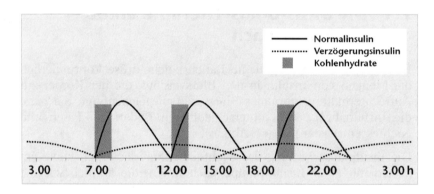

Abb. 7b: Basis-Bolus-Therapie mit 3x Verzögerungsinsulin und Normalinsulin [L157]

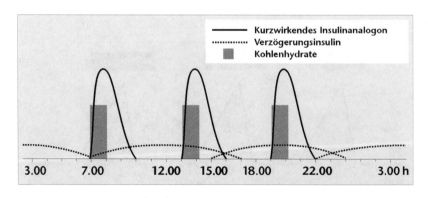

Abb. 7c: Basis-Bolus-Therapie mit 3x Verzögerungsinsulin und kurzwirkendem Insulinanalogon [L157]

man täglich zwei- oder dreimal ein Verzögerungsinsulin (VI) zur Aufrechterhaltung des Stoffwechsels als „Basis" und zu den Mahlzeiten als „Bolus" kurzwirkendes Insulin (☞ Abb. 7a, b und c). Zu den kurzwirkenden Insulinen gehören Normalinsuline (NI) und gentechnologisch veränderte Insuline (Analoga). Im Folgenden werden beide Insulingruppen als Bolusinsulin oder kurzwirkendes Insulin bezeichnet.

7.2 Die „Zwei-Spritzen-Therapie" – zu hohe Insulinspiegel

Einige Patienten ziehen es vor, nur zweimal täglich zu spritzen. Sie spritzen Mischinsuline aus kurzwirkendem Insulin und Verzögerungsinsulin. Nachteile dieser Therapie sind die schlechte Steuerbarkeit des Blutzuckers und die Notwendigkeit, die Kohlenhydrate zeitlich und mengenmäßig festgelegt essen zu müssen. Diese Therapie nennt man konventionelle Insulintherapie (CT).

Größere Flexibilität in Blutzuckersteuerung und Kohlenhydrataufnahme bietet das „freie Mischen" von Verzögerungsinsulin und kurzwirkendem Insulin morgens und abends. Doch auch bei dieser Methode ist z. B. das Auslassen oder Verschieben der Mittagsmahlzeit wegen der hohen mittäglichen Insulinspiegel nicht möglich.

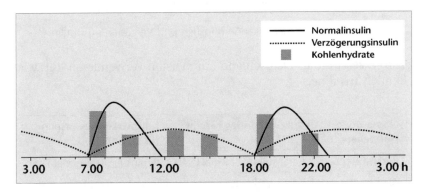

Abb. 8: Kohlenhydrataufnahme und Insulinspiegel bei zwei Insulininjektionen in freier Mischung [L157]

Die meisten Typ-1-Diabetiker entscheiden sich heute für eine Basis-Bolus-Therapie, weil sie damit fast wie ein Nichtdiabetiker leben können, ohne schlechte Blutzuckerwerte zu riskieren. Unsere Beispiele zur Insulinanpassung beziehen sich deshalb auf die Basis-Bolus-Therapie.

7.3 Wie die Insuline wirken

Insuline unterscheiden sich durch Eintritt und Dauer der Wirkung. Dies liegt daran, dass sie unterschiedlich schnell aus dem Unterhautfettgewebe ins Blut gelangen.

Verzögerungsinsulin enthält einen Stoff, der dafür sorgt, dass das Insulin nur langsam ins Blut abgegeben wird. NPH-Verzögerungsinsuline (NPH = Neutrales Protamin Hagedorn) enthalten den Verzögerungsstoff Protamin, andere Insuline sind mit Zink verzögert.

Bei allen Überlegungen zur Insulindosierung sollten Sie die Wirkweise Ihrer Insuline kennen (☞ Tab. 5).

	Normalinsulin*	kurzwirkendes Insulinanalogon	Verzögerungsinsulin*
Wirkungseintritt	nach 10–15 Minuten	sofort	nach 2 Stunden
stärkste Wirkung	nach 2 Stunden	nach 1 Stunde	nach 4–6 Stunden
Wirkdauer	ca. 4–6 Stunden	ca. 3 Stunden	ca. 8–12 Stunden**
* größere Mengen wirken länger, kleinere kürzer ** einige zinkverzögerte Insuline wirken länger			

Tab. 5: Wirkung von kurzwirkendem Insulin und Verzögerungsinsulin

Tab. 6 zeigt die in Deutschland am meisten verwendeten kurzwirkenden Insuline.

Name des Herstellers	Kurzwirkendes Insulin für U-40	Kurzwirkendes Insulin für U-100
Berlin-Chemie	Berlinsulin H Normal U-40	Berlinsulin H Normal Pen
Aventis Pharma	Insuman Rapid	Insuman Rapid
Lilly	Huminsulin Normal 40	Huminsulin Normal 100 Huminsulin Normal für Pen Humalog für Pen
Novo Nordisk	Actrapid HM 40 (ge) Velasulin Human (ge)	Actrapid HM Penfill NovoRapid Penfill

Tab. 6: Kurzwirkende Insuline

7.3 Wie die Insuline wirken

Alle NPH-Insuline sind mit kurzwirkenden Insulinen der gleichen Konzentration in einer Spritze mischbar. Zinkverzögerte Insuline sollten nicht mit Normalinsulin gemischt werden, da dann das Normalinsulin seine Wirkeigenschaften verändert. Die Mischung von Humalog mit einem zinkverzögerten U-100-Insulin ist laut Hersteller möglich.

Tab. 7 zeigt die in Deutschland am meisten verwendeten Verzögerungsinsuline.

Name des Herstellers	Verzögerungsinsulin für U-40	Verzögerungsinsulin für U-100
Berlin Chemie	Berlinsulin H Basal U-40	Berlinsulin H Basal Pen
Aventis Pharma	Insuman Basal 40	Insuman Basal 100
Lilly	Huminsulin Basal 40	Huminsulin Basal 100 Huminsulin Basal für Pen Huminsulin Long 100 Huminsulin Ultralong 100
Novo Nordisk	Protaphan HM (ge) Insulatard Human (ge) Semilente MC Monotard HM (ge) Ultratard HM (ge)	Protaphan HM Penfill

Tab. 7: Verzögerungsinsuline

7.4 Der Insulinbedarf kann sich verändern

Wer regelmäßig Blutzuckerkontrollen macht, weiß, dass der Insulinbedarf schwankt.

Die folgenden Bedingungen beeinflussen den Insulinbedarf:

- körperliche Aktivität,
- Essensmenge (Fasten, „Fresstage"),
- akute Erkrankungen, Infektionen,
- hormonelle Situation (Menstruation, Schwangerschaft, Pubertät, Klimakterium),
- Insulinempfindlichkeit, z. B. wirkt Insulin nach einer Normalisierung hoher Blutzuckerspiegel wieder besser,
- Medikamente, z. B. erhöht Cortison den Insulinbedarf,
- „Phase" des Diabetes, z. B. in der Remissionsphase oft geringer Insulinbedarf,
- Gewichtsveränderung.

Manchmal findet sich kein ersichtlicher Grund für einzelne oder mehrere unerwartete Blutzuckerwerte. Dies ist kein Grund zur Beunruhigung. Denn mit Hilfe von Regeln zur Insulinanpassung kann der geschulte Diabetiker auf seine Stoffwechselwerte flexibel reagieren.

Stress

Manche Menschen haben den Eindruck, dass Stress ihre Blutzuckerwerte beeinflusst. Wissenschaftliche Studien zu diesem Thema haben sehr unterschiedliche Ergebnisse erbracht: Blutzuckersenkungen, Blutzuckererhöhungen oder gar keine Veränderungen. Wahrscheinlich spielt für die meisten Betroffenen Stress nur eine geringe Rolle für den Blutzucker. Wenn Sie durch wiederholte Messungen vor und nach einem Stressereignis deutliche Blutzuckerveränderungen feststellen, können Sie vielleicht unerklärliche Schwankungen besser verstehen. Es ist aber in der Regel nicht empfehlenswert, dies bei der Therapie im Voraus zu berücksichtigen und z. B. die Insulindosen auf einen erwarteten Stress anzupassen.

Ich teste mich selbst

Fragen zum Thema „Grundlagen der Insulintherapie"

Antworten ☞ Anhang S. 161

1. Wann setzt die Wirkung eines kurzwirkenden Insulinanalogon ein?

    a) 4–6 Stunden nach der Injektion
    b) 10–15 Minuten nach der Injektion
    c) sofort

2. Wann entfaltet Normalinsulin seine stärkste Wirkung?

    a) 15 Minuten nach der Injektion
    b) 2 Stunden nach der Injektion
    c) 4–6 Stunden nach der Injektion

3. Wovon ist die Wirkdauer eines Insulins abhängig?

    a) vom Insulintyp (Bolusinsulin oder Verzögerungsinsulin)
    b) von der gespritzten Menge (bei NI + VI)
    c) vom aktuellen Blutzuckerwert

4. Wie lange wirkt ein Verzögerungsinsulin vom NPH-Typ?

    a) 6 Stunden
    b) 8–12 Stunden
    c) 24 Stunden

8 Insulinanpassung bei Basis-Bolus-Therapie

Wenn Sie sich für eine Basis-Bolus-Therapie entschieden haben, sollten Sie diese am besten im Rahmen einer Diabetikerschulung erlernen. Hier finden Sie die wichtigsten Regeln:

8.1 Grundprinzipien der Basis-Bolus-Therapie

Basis (das Verzögerungsinsulin) und Bolus (kurzwirkendes Insulin) werden getrennt berechnet. Dadurch sind Verschiebungen im Tagesablauf, speziell in Bezug auf das Essen, möglich. Die Vorteile im Einzelnen:

- Sie können essen, wann und wie viel Sie wollen.
- Zwischenmahlzeiten können, müssen aber nicht gegessen werden.
- Sie können morgens länger schlafen, wenn Sie das Basisinsulin für die Nacht später spritzen.

Voraussetzung für die Therapie ist, dass Sie bereit sind, vor jeder Hauptmahlzeit und vorm Schlafengehen den Blutzucker zu messen, und etwa viermal täglich Insulin zu spritzen.

Für die Basis wird in der Regel zwei- bis dreimal am Tag Verzögerungsinsulin gespritzt. Der Basisanteil sollte 40 bis max. 50 % der täglichen Insulindosis betragen.

Der Bolus besteht aus dem Insulin für das Essen und evtl. Insulin für die Korrektur eines zu hohen Blutzuckers. Hierfür wird nur kurzwirkendes Insulin (Normalinsulin oder kurzwirkendes Insulinanalogon) gespritzt.

Im Abschnitt 8.4 finden Sie – nachdem Sie alles Wesentliche über die BBT wissen – einen Vergleich der Vor- und Nachteile von Normalinsulin und Insulinanaloga. Sie können dann Ihre Entscheidung treffen, welches kurzwirkende Insulin am besten zu Ihren Bedürfnissen passt.

Blutzucker-Zielwert

Besprechen Sie mit Ihrem Diabetesarzt, welche Blutzuckerwerte für Sie sinnvoll sind. Normalerweise versuchen Diabetiker annähernd die Blutzuckerwerte eines Nichtdiabetikers zu erreichen. Maßgeblich sind dafür die vor dem Essen gemessenen Blutzuckerwerte.

In bestimmten Lebenssituationen können unterschiedliche Blutzucker-Zielwerte sinnvoll sein:

- 80 mg/dl in der Schwangerschaft,
- 100 mg/dl im „Normalfall",
- 120–160 mg/dl
  - bei häufigen Unterzuckerungen und/oder schlechter Wahrnehmung,
  - bei speziellen Veränderungen am Augenhintergrund.

Unseren Beispielen zur Insulinanpassung haben wir einen Blutzucker-Zielwert von 100 mg/dl (vor dem Essen) zugrundegelegt.

8.2 Wie man das kurzwirkende Insulin dosiert

Das Insulin fürs Essen: Insulinbedarf pro BE (BE-Faktoren)

Diabetiker möchten, wie andere Menschen auch, nicht immer gleichviel essen. Je nach Appetit können Sie bei jeder Mahlzeit Ihre BE-Menge frei wählen und Ihre Insulinmenge darauf abstimmen, wenn Sie wissen, wie viel Insulin Sie für eine BE benötigen (BE-Faktor). Ihre individuellen BE-Faktoren können Sie am besten im Rahmen einer Diabetikerschulung oder durch eigenes Ausprobieren ermitteln. An den Blutzuckerwerten sehen Sie, ob sich der BE-Faktor bewährt oder ob er verändert werden muss (☞ Veränderung der BE-Faktoren S. 68). Die meisten Diabetiker haben je nach Tageszeit einen unterschiedlichen Insulinbedarf. So kann man z. B. morgens 2, mittags 1, abends 1,5 und nachts 1 E kurzwirkendes Insulin pro BE benötigen.

8.2 Wie man das kurzwirkende Insulin dosiert

Wenn Sie einen niedrigen Insulinbedarf haben (z. B. unter 20 E pro Tag), beginnen Sie bitte mit niedrigeren BE-Faktoren als im obigen Beispiel (z. B. morgens BE-Faktor 1, mittags 0,5, abends 0,75).

BE-Faktor = Anzahl der Einheiten kurzwirkenden Insulins pro BE.

So errechnet sich die Insulinmenge für eine Mahlzeit:

gewählte BE-Menge × BE-Faktor = Insulinmenge für Mahlzeit

Hier ein **Tagesbeispiel** für das kurzwirkende Insulin zum Essen:

Morgens möchten Sie 6 BE essen. Pro BE benötigen Sie morgens zurzeit 2 Einheiten Insulin. Für das Frühstück benötigen Sie also 12 Einheiten Insulin (6 BE × BE-Faktor 2 = 12 E Insulin).

Beim **Mittagessen** haben Sie Appetit auf 7 BE und spritzen deshalb 7 E Insulin, weil der BE-Faktor von 1 sich für Sie mittags bisher bewährt hat.

Abends entscheiden Sie sich für einen Restaurantbesuch und schätzen die servierte Portion Spaghetti Bolognese auf 5 BE ein. Da Sie pro BE zurzeit 1.5 Einheiten Insulin benötigen, errechnen Sie sich 7.5 Einheiten und runden auf 8 Einheiten auf.

Die Protokollierung der errechneten Insulinmengen im Diabetikertagebuch sähe folgendermaßen aus (☞ Abb. 9):

Datum: 1.6..... Arbeitstag ☐ Urlaubstag ☐ Mo ☐ Di ☐ Mi ☐ Do ☐ Fr ☐ Sa ☐ So ☐									
Uhrzeit	8	12		18		22			Gesamt
Blutzucker	100	110		90		120			
Harnzucker/Azeton									
Broteinheiten	6	7		5					18
BE-Faktor	2	1		1,5					
Bolus	12	7		8					27
Basis	10					10			20
Bemerkungen	tolle BZ-Werte!								Korrekturzahl: 40

Abb. 9: Tagebuchbeispiel für Mahlzeiteninsulin.

Die vor den Mahlzeiten gemessenen Blutzuckerwerte unseres Tagesbeispiels waren erfreulicherweise immer im Zielbereich. Die Faktoren waren also richtig.

Verwenden Sie Normalinsulin, sollte der Blutzucker 4–6 Stunden nach einer Hauptmahlzeit wieder im Zielbereich sein. Verwenden Sie ein kurzwirkendes Insulinanalogon, sollte der Blutzucker 3 Stunden nach einer Mahlzeit wieder im Zielbereich sein.

Zwischenmahlzeiten – möglich, aber nicht notwendig!

Viele Diabetiker schätzen gerade an der Basis-Bolus-Therapie, dass Zwischenmahlzeiten nicht notwendig sind. Möchten Sie jedoch Zwischenmahlzeiten essen, so haben Sie folgende Möglichkeiten:

Für Zwischenmahlzeiten spritzen Sie einen Extra-Bolus. Als BE-Faktor wählen Sie den Mittelwert des vorangegangenen und des nachfolgenden Faktors. Beispiel: BE-Faktor morgens 3, mittags 1, Mittelwert für zweites Frühstück daher BE-Faktor 2.

Mit Normalinsulin haben Sie die Möglichkeit, eine Zwischenmahlzeit bei der vorangehenden Hauptmahlzeit mit abzudecken. Addieren Sie das Insulin für die Zwischenmahlzeit gleich zu dem Insulin für die Hauptmahlzeit hinzu. Allerdings sollte die Zwischenmahlzeit weniger BE als die Hauptmahlzeit haben und spätestens 3 Stunden nach der Bolus-Spritze gegessen werden. Ist die Menge der beiden Mahlzeiten gleich groß, sollte die Zwischenmahlzeit spätestens zwei Stunden nach der Bolus-Spritze gegessen werden.

Im folgenden Tagebuchausschnitt (☞ Abb. 10) finden Sie Beispiele für **vorgeplante** Zwischenmahlzeiten mit Normalinsulin:

Dieser Diabetiker plante z. B. morgens 4 BE und ein zweites Frühstück von 2 BE. Pro BE benötigt er morgens zurzeit 2 Einheiten Normalinsulin. Insgesamt isst er also 6 BE. Er spritzt sich deshalb 12 Einheiten Normalinsulin (6 BE × BE-Faktor 2 = 12 E) vor dem ersten Frühstück um 6.00 Uhr. Da er das Insulin für das zweite Frühstück mit gespritzt hat, muss er diese BE bis spätestens 9.00 Uhr gegessen haben.

Versuchen Sie jetzt, die Berechnung des Insulinbedarfs anhand der folgenden Tagebuchaufzeichnungen beim Mittag- und Abendessen nachzuvollziehen.

8.2 Wie man das kurzwirkende Insulin dosiert

Datum: 1.6.....	Arbeitstag ❐		Urlaubstag ❐		Mo ❐		Di ❐		Mi ❐		Do ❐	Fr ❐	Sa ❐	So ❐
Uhrzeit	6			12			18		22				Gesamt	
Blutzucker	80			100			110		130					
Harnzucker/Azeton														
Broteinheiten	4	2		7	2		5	2					22	
BE-Faktor	2			1			1,5							
Bolus	12			9			11						32	
Basis	10								10				20	
Bemerkungen	Das klappt ja auch mit Zwischenmahlzeiten												Korrekturzahl: 40	

Abb. 10: Tagebuchbeispiel für vorgeplante Zwischenmahlzeiten (mit Normalinsulin)

Korrektur des erhöhten Blutzuckers: Das Korrekturinsulin

In unseren Beispielen zur Dosierung des Mahlzeiten-Bolus sind wir der Einfachheit halber von normalen Blutzuckerwerten ausgegangen. In der Realität ist oft eine Blutzuckerkorrektur erforderlich.

Das Korrekturinsulin ist die Menge kurzwirkendes Insulin, die Sie brauchen, um den Blutzucker innerhalb der nächsten Stunden wieder auf den gewünschten Zielwert zu senken.

Mit Hilfe Ihrer Korrekturregel können Sie die erforderliche Korrekturinsulinmenge berechnen.

> Die Korrekturregel besagt: 1 Einheit kurzwirkendes Insulin senkt meinen Blutzucker um ... mg/dl (Korrekturzahl).

Ihre individuelle, zurzeit geltende Korrekturregel (Korrekturzahl) können Sie zum Beispiel im Rahmen einer Diabetikerschulung oder durch eigenes Austesten ermitteln (☞ S. 70). Eine Einheit kurzwirkendes Insulin senkt den Blutzucker je nach individueller Insulinempfindlichkeit um 20 bis 60 mg/dl.

$$\text{Korrekturinsulin} = \frac{\text{aktueller Blutzucker minus Zielwert}}{\text{Korrekturzahl}}$$

Datum: 1.6..... Arbeitstag ❏ Urlaubstag ❏ Mo ❏ Di ❏ Mi ❏ Do ❏ Fr ❏ Sa ❏ So ❏										
Uhrzeit	7		12		18		24			Gesamt
Blutzucker	110		180		100		120			
Harnzucker/Azeton										
Broteinheiten	4		7		6					17
BE-Faktor	2		1		1,5					
Bolus	8		7+2		9					26
Basis	10						10			20
Bemerkungen										Korrektur-zahl: 40

Abb. 11: Tagebuchbeispiel für Korrekturinsulin

Beispiel: Ihr aktueller Blutzucker ist 180 mg/dl, Sie haben eine Korrekturzahl von 40. Ihr angestrebter Blutzucker-Zielwert ist 100 mg/dl. Sie rechnen:

$$\frac{180 \text{ mg/dl} - 100 \text{ mg/dl}}{40 \text{ mg/dl}} = 2$$

Sie benötigen also 2 Einheiten kurzwirkendes Insulin, um den Blutzucker in den Normalbereich zu bringen.

Versuchen Sie nun, das Tagebuchbeispiel in Abb. 11 nachzuvollziehen:

Bei einem Ausgangsblutzucker von 180 mg/dl um 12.00 Uhr wurden zur Blutzuckerkorrektur 2 E Normalinsulin zum Mahlzeiteninsulin dazugerechnet und mitgespritzt. In diesem Beispiel hat der Blutzucker gegen 18.00 Uhr wieder den Normalbereich erreicht.

Es ist auch möglich – besonders bei sehr hohen Blutzuckerwerten – nur das Korrekturinsulin zu spritzen. Erst wenn der Blutzucker sich normalisiert hat, spritzen Sie das Insulin für die Mahlzeit.

Vorsicht vor Doppelkorrekturen! Korrigieren Sie einen erhöhten Blutzucker, obwohl das zuvor gespritzte Bolusinsulin noch wirkt, ist das eine Doppelkorrektur. Dies führt häufig zu Unterzuckerungen.

Praktischerweise korrigiert man den Blutzucker nur zu den Hauptmahlzeiten und vor dem Zubettgehen.

Wenn Sie Normalinsulin verwenden, korrigieren Sie erhöhte Blutzuckerwerte nicht vor Ablauf von 4 Stunden.

Wenn Sie ein kurzwirkendes Insulinanalogon verwenden, korrigieren Sie erhöhte Blutzuckerwerte nicht vor Ablauf von 3 Stunden.

Doppelkorrekturen kommen besonders häufig vor:
- bei Korrektur von erhöhten Blutzuckerwerten nach dem Essen,
- bei spontanen Zwischenmahlzeiten,
- bei zu häufigem Blutzuckertesten (4–6 Blutzuckertests pro Tag reichen in der Regel aus).

Wenn Sie vor dem Schlafengehen einen höheren Blutzucker korrigieren wollen, dosieren Sie das Korrekturinsulin bitte vorsichtig! Sie riskieren sonst nächtliche Unterzuckerungen. Bewährt hat sich: nur die Hälfte des errechneten Korrekturinsulins spritzen. Liegt der Blutzucker vor dem Schlafengehen unter 120 mg/dl, nehmen Sie zusätzlich Kohlenhydrate, um einer nächtlichen Unterzuckerung vorzubeugen. Ausnahmen: Schwangerschaft und Pumpentherapie.

Korrektur zu niedriger Blutzuckerwerte: Traubenzucker!

Liegt Ihr Blutzucker unter dem Zielwert, so essen Sie bitte zusätzliche Kohlenhydrate, um Unterzuckerungen zu beheben bzw. vorzubeugen.

Bei Blutzuckerwerten unter 80 mg/dl essen Sie bitte Traubenzucker. Ausnahme: Schwangerschaft!

Dieses Vorgehen empfiehlt sich auch, wenn Sie sich unmittelbar vor einer Mahlzeit befinden. Also erst den Blutzucker mit Traubenzucker erhöhen, dann das Mahlzeiteninsulin spritzen und gleich essen.

Die jeweils erforderliche Traubenzuckermenge richtet sich nach der Blutzuckerhöhe (☞ S. 98). Rechnen Sie damit, dass 10 g Traubenzucker (2 Täfelchen) den Blutzucker um 30–50 mg/dl erhöhen. Achtung: Bei Unterzuckerungen wird oft mehr Traubenzucker benötigt.

Wie man BE-Faktoren und Korrekturregel verändert

Da sich der Insulinbedarf verändern kann, sind BE-Faktoren und Korrekturinsulin ebenfalls keine feststehenden Größen (☞ Kapitel 7). Sie sehen an Ihren Blutzuckerwerten, ob ihre Insulinanpassung stimmt. Bevor Sie etwas verändern, betreiben Sie „Ursachenforschung" (Spritzfehler? BE falsch eingeschätzt? Bewegung nicht einkalkuliert? Erkrankung?). Bei einzelnen „Blutzuckerausreißern" ist es oft schwierig, den Grund dafür zu finden. **Bewahren Sie Ruhe, und beobachten Sie, ob das Problem mehrmals auftritt. „Einmal ist keinmal".**

Wenn Sie oft korrigieren müssen, liegt der Verdacht nahe, dass BE-Faktor und/oder Korrekturregel nicht mehr stimmen. Es kann auch das Basisinsulin zu knapp sein (☞ S. 79).

Sollte die Ursache für einen veränderten Insulinbedarf eine Erkrankung sein, dann lesen Sie bitte zunächst S. 84.

Veränderung des BE-Faktors

In unserem nun folgenden Beispiel aus einem Diabetiker-Tagebuch (☞ Abb. 12) stieg der Blutzucker mittags auf 180 mg/dl an. Auch an den Tagen zuvor war der Blutzucker mittags stets höher als erwartet.

Datum: 3.2.	Arbeitstag ☐	Urlaubstag ☐	Mo ☐	Di ☐	Mi ☐	Do ☐	Fr ☐	Sa ☐	So ☐
Uhrzeit	7	12							Gesamt
Blutzucker	100	180							
Harnzucker/Azeton									
Broteinheiten	5								
BE-Faktor	2								
Bolus	10								
Basis	10								
Bemerkungen	schon seit drei Tagen mittags erhöhte Werte!								Korrekturzahl: 40

Abb. 12: Tagebuchbeispiel für zu niedrigen BE-Faktor

8.2 Wie man das kurzwirkende Insulin dosiert

Spritzfehler oder falsches Einschätzen der Kohlenhydratmenge kamen als Ursache für den Blutzuckeranstieg nicht in Frage.

Es ist deutlich, dass der BE-Faktor nicht ausreicht. Durch Anheben des BE-Faktors auf 2,5 sind am nächsten Tag die Werte zum Mittag normal.

> Eine Veränderung des BE-Faktors sollte normalerweise in Schritten zu 0,5 Einheiten durchgeführt werden. Bevor Sie den Faktor verändern, sollten Sie die Blutzuckerabweichung an 2–3 Tagen zur gleichen Zeit festgestellt haben.

> Am einfachsten ist die Beurteilung des BE-Faktors, wenn kein Korrekturinsulin gespritzt werden musste.

Im nächsten Beispiel muss der BE-Faktor abends von 1.5 auf 1 Einheit pro BE verringert werden (☞ Abb. 13). Der Blutzuckerabfall nach dem Abendbrot war mehrmals ohne erkennbare Ursache aufgetreten. Natürlich würde dieser Diabetiker seinen BE-Faktor auch dann verringern, wenn er beschließt, sich künftig jeden Abend etwas mehr zu bewegen.

Wenn Sie sicher sind, dass Ihre Korrekturregel stimmt (☞ nächster Abschnitt), können Sie den Faktor auch dann beurteilen, wenn Sie korrigieren mussten.

Datum: 8.2..... Arbeitstag ☐ Urlaubstag ☐ Mo ☐ Di ☐ Mi ☐ Do ☐ Fr ☐ Sa ☐ So ☐									
Uhrzeit	8	13	18	20		23		Gesamt
Blutzucker	90	110	100	50				
Harnzucker/Azeton.								
Broteinheiten	5	4	6	+ 4 Täfelchen Dextro				15+2
BE-Faktor	2	1	1.5					
Bolus	10	4	9					23
Basis	10					10		20
Bemerkungen	Hypo um 20.00 bemerkt: unkonzentriert, gereizt							Korrekturzahl: 40

Abb. 13: Tagebuchbeispiel für zu hohen BE-Faktor

Veränderung der Korrekturregel

Ihre Korrekturregel können Sie am besten überprüfen, indem Sie bei höheren Blutzuckerwerten nur das Korrekturinsulin spritzen und nichts essen. Liegt der Blutzucker 4–6 Stunden nach dem Korrigieren mit Normalinsulin oder 3 Stunden mit kurzwirkendem Insulinanalogon wieder im Zielbereich, so ist die Korrekturregel richtig.

Mit etwas Erfahrung können Sie die Korrekturregel auch beurteilen, ohne das Mahlzeiten-Insulin wegzulassen: Wenn sich Ihre Faktoren bewährt haben, aber regelmäßig nach dem Spritzen der Korrektur der Zielwert nicht erreicht wird, dann ist die Korrekturregel falsch!

Messen Sie 4–6 Std. nach der Korrektur mit Normalinsulin oder 3 Stunden mit kurzwirkendem Insulinanalogon zu hohe Blutzuckerwerte, dann benötigen Sie zur Blutzuckersenkung mehr Insulin, als Sie bisher angenommen haben. Die Korrekturzahl wird kleiner (z. B. von 50 auf 40 absenken). Messen Sie nach der Korrektur zu niedrige Werte, dann benötigen Sie weniger Insulin. Sie müssen die Korrekturzahl erhöhen (z. B. von 30 auf 40).

Verändern Sie die Korrekturzahl zwischen 30 und 60 in 10er-Schritten. Unterhalb von 30 gehen Sie bitte vorsichtshalber nur in 5er-Schritten vor (60 ↔ 50 ↔ 40 ↔ 30 ↔ 25 ↔ 20 ↔ 15 ↔ 10).

Bitte überprüfen Sie die neu ermittelte Korrekturzahl anfangs häufiger, auch wenn es etwas mühselig ist!

Datum: 11.2. .... Arbeitstag ☐		Urlaubstag ☐		Mo ☐	Di ☐	Mi ☐	Do ☐	Fr ☐	Sa ☐	So ☐
Uhrzeit		7		13		18				Gesamt
Blutzucker				180		60				
Harnzucker/Azeton										
Broteinheiten				0						
BE-Faktor										
Bolus				+3						
Basis		10								
Bemerkungen		Korrekturzahl 30 ist zu scharf, besser 40 nehmen								Korrektur-zahl: 30

Abb. 14: Tagebuchbeispiel für zu scharfe Korrektur

Einige unserer Patienten haben sich aufgrund ihrer Erfahrungen entschieden, die Korrekturzahl je nach Tageszeit zu variieren. Sie benötigen morgens z. B. eine Korrekturzahl von 30 und mittags eine Korrekturzahl von 50. Probieren Sie aus, wie Sie am besten zurecht kommen

Der Spritz-Ess-Abstand

Um den Blutzuckeranstieg nach dem Essen geringer ausfallen zu lassen, kann man einen Spritz-Ess-Abstand einhalten. Kurzfristig erhöhte Blutzuckerwerte nach der Mahlzeit beeinflussen den HbA1c-Wert kaum. Wenn Sie sich für einen Spritz-Ess-Abstand entscheiden, können wir folgende Empfehlungen geben:

Spritz-Ess-Abstand bei Normalinsulin:	
Blutzucker vor dem Essen	empfohlener Spritz-Ess-Abstand
Unter 80 mg/dl	erst Traubenzucker essen, dann spritzen und gleich essen
Um 100 mg/dl (Normalbereich)	10–15 Min.
Über 150 mg/dl	30 Min.
Über 200 mg/dl	45 Min.
Über 250 mg/dl	60 Min.
Nicht länger als 1 Stunde warten. Unterzuckerungsgefahr!	
Spritz-Ess-Abstand bei kurzwirkendem Insulinanalogon:	
Blutzucker vor dem Essen	empfohlener Spritz-Ess-Abstand
Unter 80 mg/dl	erst Traubenzucker essen, dann gleich essen und **nach** dem Essen spritzen
Unter 100 mg/dl (Normalbereich)	**nach** dem Essen spritzen
100–250 mg/dl	Spritzen und **sofort** essen
Über 250 mg/dl	15 Min.

Tab. 8: Spritz-Ess-Abstand

Ein Spritz-Ess-Abstand ist in vielen Situationen unpraktisch und manchmal überhaupt nicht durchführbar. So können Sie sich z. B. beim Restaurantbesuch nicht darauf verlassen, dass das Essen zu einer bestimmten Zeit auf den Tisch kommt. Deshalb sollten Sie dann, unabhängig von der Blutzuckerhöhe, keinen Spritz-Ess-Abstand einplanen.

Schwangere Diabetikerinnen sollten jedoch einen Spritz-Ess-Abstand einhalten, damit der Blutzucker 2 Stunden nach dem Essen nicht über 120 mg/dl liegt (☞ S. 116).

Beliebig viele BE auf einmal?

Bei großen BE-Mengen, z. B. 10 BE, können sich recht hohe Insulindosen ergeben. Sie wissen schon:

Je größer die Normalinsulinmenge, desto länger die Wirkung. Deshalb könnte es 3–5 Stunden später zu einer Unterzuckerung kommen. Die Kohlenhydrate sind längst verdaut, aber das Insulin wirkt noch. Was sie vorbeugend tun können:

a) Sie dosieren die Insulinmenge vor dem üppigen Mahl etwas vorsichtiger, indem Sie den BE-Faktor absenken (z. B. von Faktor 2 auf 1,5, von Faktor 4 auf 3, oder reduzieren Sie den Essensbolus um ca. 20 %).

b) Sie essen vorbeugend 2 Stunden nach der großen Mahlzeit noch eine Zwischenmahlzeit von 1–2 BE, natürlich ohne dafür Insulin zu spritzen!

Allerdings wirken bei manchen Diabetikern große Mahlzeiten verzögert auf den Blutzucker, so dass die verlängerte Wirkung des Normalinsulins gut dazu passt. Bei Verwendung eines kurzwirkenden Insulinanalogons kann es manchmal 1–2 Stunden nach der Mahlzeit zu Unterzuckerungen kommen. Um dies zu vermeiden, können Sie das kurzwirkende Insulinanalogon in zwei Portionen spritzen (z. B. mit einer Stunde Abstand). Probieren Sie selbst aus, welche Lösung für Sie richtig ist.

Insulindosis auf- oder abrunden?

Beim Errechnen der Bolusmenge stehen Sie manchmal vor der Entscheidung, auf- oder abzurunden.

Entscheidungshilfen: Morgens und abends runden Sie auf, weil dann die Insulinempfindlichkeit am geringsten ist. Mittags, spätabends und nachts ist die Insulinempfindlichkeit am stärksten, deshalb runden Sie zu diesen Zeiten ab.

Beziehen Sie auch Ihre aktuellen Vorhaben in Ihre Entscheidung ein, z. B. vorsichtigere Dosierung vor Autofahren und Bewegung!

Ich teste mich selbst

Fragen zum Thema „Dosierung des kurzwirkenden Insulins"

Antworten ☞ Anhang S. 161

1. Ihr Blutzucker liegt vor dem Essen bei 180 mg/dl (Zielwert: 100 mg/dl, Korrekturzahl 40). Wie viele Einheiten kurzwirkendes Insulin benötigen Sie zur Korrektur des hohen Blutzuckers?

2. Sie wollen morgens 3 BE essen (BE-Faktor: 2), weitere 2 Stunden später soll es dann noch einen Apfel geben. Wie viele Einheiten Normalinsulin spritzen Sie vor dem Frühstück?

3. Wann spritzen Sie Ihr Normalinsulin, wenn die BE-Menge zur Zwischenmahlzeit größer ist als die BE-Menge der davor liegenden Hauptmahlzeit?

   a) alles vor der Hauptmahlzeit spritzen
   b) Insulinmenge halbieren und auf 2 Spritzen verteilen
   c) für Haupt- und Zwischenmahlzeit getrennt spritzen

4. Im Restaurant haben Sie um 19.00 Uhr Korrektur- und Essensinsulin gespritzt und sofort gegessen. Sie haben 3 Gläser Wein getrunken. Um 23.00 Uhr sind Sie wieder zu Hause. Der Blutzucker liegt bei 200 mg/dl. Was tun Sie?

   a) Verzögerungsinsulin spritzen und nach üblicher Korrekturregel kurzwirkendes Insulin spritzen
   b) Verzögerungsinsulin spritzen, Blutzucker über Nacht auslaufen lassen, morgens Blutzucker mit kurzwirkendem Insulin korrigieren

5. Um 7.00 Uhr haben Sie einen Blutzucker von 300 mg/dl gemessen, Azeton im Urin war negativ. Sie haben korrigiert und für Ihr Frühstück gespritzt. Um 10.00 Uhr sind Sie neugierig, wo Ihr Blutzucker liegt. Leider immer noch bei 250 mg/dl. Wie sollten Sie jetzt Ihren Blutzucker korrigieren

   a) wenn Sie Normalinsulin verwenden?
   b) wenn Sie ein kurzwirkendes Insulinanalogon verwenden?

8.3 Wie man das Verzögerungsinsulin dosiert

Aufgabe des Verzögerungsinsulins ist es, eine möglichst lückenlose Grundversorgung mit Insulin zu gewährleisten. Eine optimale Dosierung würde den Blutzucker konstant halten, solange man keine kohlenhydrathaltigen Nahrungsmittel isst und kein Bolusinsulin spritzt.

Viele Diabetiker mit BBT praktizieren ein Insulinschema, das die Basis mit zwei Spritzen Verzögerungsinsulin abdeckt: eine Injektion am Morgen und eine Injektion am späten Abend (damit das Insulin bis morgens reicht). Für einige wenige Stunden am Abend weist die Basisversorgung dann allerdings eine „Lücke" auf. Da zu dieser Zeit aber meist das Abendessen eingenommen wird, überbrückt das kurzwirkende Insulin zum Essen diese Versorgungslücke (☞ Abb. 7a, S. 54).

Die „Spätesser" unter Ihnen können mit einer zusätzlichen Menge Verzögerungsinsulin am Mittag, besser noch am Nachmittag die Basisversorgung bis in den späten Abend verlängern (☞ Abb. 7b, S. 54).

Führen Sie Ihre Basis-Bolus-Therapie mit kurzwirkendem Insulinanalogon durch, ist eine zweite Verzögerungsinsulindosis am Nachmittag oft notwendig (☞ Abb. 7c, S. 54).

Bewährt hat sich, ca. 40–50 % des Tagesinsulinbedarfs als Verzögerungsinsulin zu spritzen. Überdosierungen des Verzögerungsinsulins zwingen Sie im Laufe des Tages zum Essen, zu wenig Basisinsulin lässt den Blutzucker ansteigen.

Es ist deshalb sinnvoll, das prozentuale Verhältnis zwischen Normal- und Verzögerungsinsulin von Zeit zu Zeit zu überprüfen. Ziehen Sie aber bitte nur Tage zu Rate, an denen Sie durchschnittlich viel gegessen haben - ein Fastentag würde wahrscheinlich einen Basisanteil von 100 % ergeben! Essen Sie generell täglich wenige BE, wird Ihr Basisanteil über 50 % liegen, ohne dass dadurch der Blutzucker gesenkt wird.

Natürlich ist die Überprüfung des Verhältnisses von Basis zu Bolus nur eine Leitlinie. Im Folgenden wird beschrieben, wie man die Dosierung der Basis genauer beurteilen kann.

Die Dosierung des abendlichen Verzögerungsinsulins

Ziehen Sie zur Beurteilung Ihrer abendlichen Verzögerungsinsulindosis bitte Ihre Blutzuckerwerte vor dem Schlafengehen und nach dem Aufstehen zu Rate. Manchmal lässt sich auch eine nächtliche Blutzuckermessung nicht umgehen. Im Folgenden zeigen wir Ihnen typische Probleme und ihre Lösungen.

Probleme mit nächtlichen Unterzuckerungen

Beispiel: Sie haben spätabends einen Blutzucker von 120 mg/dl gemessen. Nachts sind Sie schweißgebadet aus einem schlechten Traum erwacht und essen 6 Täfelchen Traubenzucker (30 g KH). Beim Blutzuckertest 10 Minuten später messen Sie 80 mg/dl. Sie haben also richtig gehandelt. Der Blutzucker ist schon etwas angestiegen, und Sie schlafen bis zum Morgen gut durch. Um 6.00 Uhr messen Sie einen Blutzucker von 130 mg/dl (☞ Abb. 15).

Am nächsten Morgen denken Sie bitte in Ruhe über mögliche Ursachen der Unterzuckerung nach (Spritzfehler? Alkohol? Bewegung nicht einkalkuliert?). Wenn Sie keine Ursache gefunden haben, ist die Insulindosis zurzeit zu hoch.

Bei unerklärlichen nächtlichen Unterzuckerungen müssen Sie sofort reagieren. Verringern Sie gleich am nächsten Abend die Menge des Verzögerungsinsulins um 10 %!

Datum: 6.6.	Arbeitstag ❒	Urlaubstag ❒	Mo ❒	Di ❒	Mi ❒	Do ❒	Fr ❒	Sa ❒	So ❒
Uhrzeit	22		2.10	6					Gesamt
Blutzucker			80	130					
Harnzucker/Azeton									
Broteinheiten		+ 6	Täf. Dextro						
BE-Faktor									
Bolus									
Basis	10								
Bemerkungen	2.10 schlechter Traum, schweißgebadet aufgewacht								Korrekturzahl: 40

Abb. 15: Tagebuchbeispiel für nächtliche Unterzuckerung

Manche nächtliche Unterzuckerung „verschläft" man. Viele Diabetiker berichten aber, dass sie am nächsten Morgen mit Kopfschmerzen aufwachen oder Alpträume hatten. Auch ein stark zerwühltes Bett kann ein Hinweis auf nächtliche Unterzuckerung mit Schweißausbruch sein. Wenn Sie nicht sicher sind, stellen Sie sich für die nächste Nacht den Wecker und messen Sie zwischen 2.00 Uhr und 3.00 Uhr den Blutzucker!

Probleme mit hohen Blutzuckerwerten am Morgen

Beispiel: Es ist schon der dritte Morgen, an dem Sie mit unerklärlich hohen Blutzuckerwerten aufwachen. Eine Erkältung haben Sie nicht und mit den Blutzuckerwerten im Tagesverlauf sind Sie zufrieden. Auch der Blutzucker vor dem Schlafengehen war normal. Erhöhen Sie bitte nicht vorschnell die abendliche Verzögerungsinsulindosis!

 Bei hohen Blutzuckerwerten am Morgen erst die Ursache herausfinden. In der nächsten Nacht zwischen 2.00 Uhr und 3.00 Uhr den Blutzucker messen und je nach Ergebnis richtige Konsequenz ziehen.

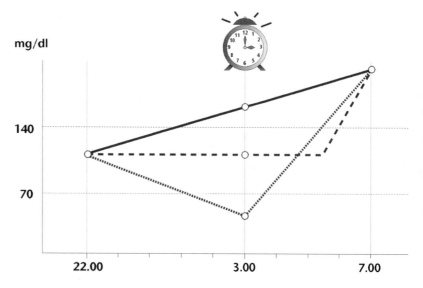

Abb. 16: Mögliche Blutzuckerverläufe in der Nacht bei erhöhten Blutzuckerwerten am Morgen [L157]
obere Linie: Blutzuckeranstieg durch zu niedrige VI-Dosis
mittlere Linie: Blutzuckeranstieg erst in den frühen Morgenstunden
untere Linie: Blutzuckeranstieg nach nächtlicher unbemerkter Unterzuckerung

Ursache Nr. 1: Hohe Blutzuckerwerte in der Nacht. Wegen Insulinmangels stieg der Blutzucker kontinuierlich an. Es fehlte also Insulin (obere Linie Abbildung 16).

Bei hohen Blutzuckerwerten in der Nacht und morgens die abendliche Verzögerungsinsulindosis um 10 % erhöhen.

Ursache Nr. 2: Unbemerkte Unterzuckerung in der Nacht. Die nächtliche Blutzuckermessung ergab einen Blutzucker von 40 mg/dl (untere Linie in Abbildung 16). In diesem Fall waren die morgendlich hohen Blutzuckerwerte durch unbemerkte nächtliche Unterzuckerungen zustandegekommen, die einen starken Blutzuckeranstieg auslösten. Diese übersteigerte Gegenregulation kommt bei einigen Diabetikern vor.

Bei hohen morgendlichen Blutzuckerwerten nach unbemerkten nächtliche Unterzuckerungen die abendliche Verzögerungsinsulindosis um 10 % vermindern.

Ursache Nr. 3: Blutzuckeranstieg nur in den frühen Morgenstunden. Die Blutzuckermessungen ergaben Normalwerte (mittlere Linie in Abbildung 16), so dass keiner der bisher genannten Gründe als Erklärung in Frage kommt. Der Blutzucker stieg also erst in den frühen Morgenstunden an, was zwei Ursachen haben kann, die auch gemeinsam auftreten können:

- Die Wirkung des Verzögerungsinsulins reicht nicht bis zum Morgen.
- Der Insulinbedarf ist in den Morgenstunden durch andere Hormone so stark gesteigert, dass die Basis den Blutzucker nicht halten kann (das ist das so genannte Dawn-Phänomen).

Folgende Lösungsmöglichkeiten gibt es:

- Spritzen Sie das Verzögerungsinsulin in Gesäß oder Oberschenkel.
- Bei manchen Diabetikern bringt das Verteilen der Dosis auf beide Gesäßhälften einen zusätzlichen Vorteil.
- Spritzen Sie Ihr Verzögerungsinsulin abends noch später, z. B. 23.00 Uhr oder 24.00 Uhr.
- Wenn das spätere Spritzen nicht möglich ist, z. B. weil Sie regelmäßig früher schlafen gehen: erhöhen Sie das Verzögerungsinsulin um 10 % und essen Sie zusätzlich 1 BE Vollkornbrot oder ähnliche Nahrungsmittel, die langsam aufgenommen werden.

- Stellen Sie sich in den frühen Morgenstunden den Wecker. Spritzen Sie das Verzögerungsinsulin und evtl. eine kleine Menge kurzwirkendes Insulin. Danach schlafen Sie weiter.

- Wenn Sie mit diesen Versuchen keinen Erfolg haben, können Sie nach Rücksprache mit Ihrem Arzt ein zinkverzögertes Insulin ausprobieren (z. B. Semilente). Achtung: Beim Wechsel von NPH Insulin auf zinkverzögertes Insulin die Menge um 20 % reduzieren.

- Eine gute Problemlösung bietet die Insulinpumpe, sie kann mit flexibler Basalrate den morgendlichen Blutzuckeranstieg verhindern (☞ Kapitel 11).

In Kürze stehen langwirkende Insulinanaloga zur Verfügung, von denen eine bessere Basisversorgung erwartet wird. Insulin Glargine (voraussichtlicher Handelsname: Lantus®) steht kurz vor der Zulassung (erwartet für Mitte 2000). Durch eine gentechnische Veränderung des menschlichen Insulinmoleküls ergibt Insulin Glargine in saurem Milieu eine klare Lösung. Im neutralen Unterhautfettgewebe wird Insulin Glargine unlöslich und erscheint sehr gleichmäßig und verzögert im Blut. Die Wirkung tritt nach ca. 4 Stunden ein und hält unter Umständen über 24 Stunden an.

Ebenfalls durch eine gentechnische Veränderung des menschlichen Insulins erreicht Insulin Detemir (NN304) eine verzögerte Wirkung von ca. 12–14 Stunden Dauer. Mit der Einführung ist nicht vor 2002 zu rechnen.

Die Überprüfung der Morgendosis

Üblicherweise spritzen Sie tagsüber sowohl Verzögerungsinsulin als auch kurzwirkendes Insulin. Deshalb ist es etwas aufwendiger, die morgendliche Basisspritze zu überprüfen. Sie können die Verzögerungsinsulindosis nur dann exakt beurteilen, wenn kein Bolusinsulin wirkt. Das erreichen Sie durch Auslassen bzw. Verschieben der Mahlzeiten oder Fasten. Die Überprüfung sollte an einem „normalen" Tag durchgeführt werden (normale körperliche Aktivität, keine Krankheit) und der Blutzucker sollte zu Testbeginn unter 180 mg/dl (unter der Nierenschwelle) liegen.

Im Folgenden zeigen wir Ihnen einige Testbeispiele auf.

8.3 Wie man das Verzögerungsinsulin dosiert

Test 1: Verschieben oder Weglassen des Mittagessens

Mit diesem Test erfassen Sie vor allem die Zeit der maximalen Insulinwirkung der morgendlichen Verzögerungsinsulindosis (4–6 Stunden nach Injektion). Eine Überdosierung würde Ihnen Unterzuckerungen in der Mittags- und Nachmittagszeit bescheren, die typischerweise dann auftreten, wenn Sie das Mittagessen einmal weglassen oder später essen als üblich.

So gehen Sie vor

Am Morgen des Versuchstages haben Sie wie üblich um 7.00 Uhr das Verzögerungsinsulin und das Bolusinsulin für Frühstück und Korrektur gespritzt. Da das Bolusinsulin den Blutzucker bis in die Mittagszeit beeinflusst, beginnen Sie bitte frühestens 4–5 Stunden nach der morgendlichen Injektion mit der Beobachtung des Blutzuckers. Bitte essen Sie nicht vor 15.00 Uhr oder fasten Sie bis zum Abend.

In der Zeit von 12.00 Uhr bis 17.00 Uhr messen Sie bitte alle 1–2 Stunden Ihren Blutzucker. Zur Erinnerung: Das Basisinsulin soll den (nahrungsunabhängigen) Blutzucker weder nennenswert heben noch senken. Die folgende Aufstellung zeigt mögliche Blutzuckerverläufe.

Zeit	Basis richtig dosiert		Basis zu hoch dosiert		Basis zu niedrig dosiert	
	Müller	Schulz	Meyer	Schmidt	Hansen	Jakob
12.30	110	170	110	170	110	170
14.00	95	160	70	140	130	190
15.00	100	160	50	110	160	220
17.00	–	180	–	90	190	240

Tab. 9: Richtige Morgenbasis? (Schema mit 2 × VI)

Bei einem Blutzuckeranstieg zwischen 13.00 Uhr und 17.00 Uhr das morgendliche Verzögerungsinsulin um 10–20 % erhöhen.

Bei einem Blutzuckerabfall zwischen 13.00 Uhr und 17.00 Uhr das morgendliche Verzögerungsinsulin um 10–20 % vermindern.

Test 2: Verschieben oder Weglassen der Abendmahlzeit (bei Schema mit 2 × VI)

Dieser Test zeigt, wie lange das morgendlich gespritzte Basisinsulin wirkt. Das Insulin reicht meistens nicht aus, um einen Blutzuckeranstieg am frühen Abend (17.00–20.00 Uhr) zu verhindern. Jedoch kommt eine Erhöhung der Dosis meist nicht in Frage, weil Sie sonst Unterzuckerungen am Mittag riskieren.

Wenn Sie relativ früh Ihre Abendmahlzeit essen, wird Ihr Insulinbedarf durch den Bolus abgedeckt. Die Lücke in der basalen Insulinversorgung ist also überbrückt. Wenn Sie jedoch zu den „Spätessern" gehören bzw. zeitlich flexibel sein wollen, empfehlen wir Ihnen ein Insulinschema mit einer zusätzlichen Basisspritze am Nachmittag. Der optimale Zeitpunkt für die zweite Basisspritze ist um 15.00 Uhr, da damit eine gleichmäßige Basisversorgung über den ganzen Tag gewährleistet ist. Günstig ist, das Verzögerungsinsulin ca. alle 8 Stunden zu spritzen (Schema mit 3 × VI, ☞ Abb. 7b und 7c, S. 54).

Für das „Umsteigen" hat sich folgendes Vorgehen bewährt. Addieren Sie der bisherigen Morgendosis 10–20 % dazu. Teilen Sie diese Menge in eine Morgen- und eine Nachmittagsportion. Wollen Sie die zweite VI-Injektion schon mittags spritzen, empfehlen wir, die Dosis größer als morgens zu wählen. Erfahrungsgemäß müssen Sie als Ausgleich für die schwächere Basiswirkung am späten Vormittag den BE-Faktor morgens etwas anheben. Demgegenüber kann meist der Abendfaktor etwas gesenkt werden, weil Sie nun eine bessere Basisversorgung haben.

Die Überprüfung der zweiten Basis (bei Schema mit 3 × VI)

Testen Sie bitte Ihre Morgendosis wie in Test 1 beschrieben. Spritzen Sie nachmittags, z. B. um 15 oder 16.00 Uhr, Ihre zweite Basis und verlängern Sie die Fastenzeit möglichst weit in den Abend (entsprechend Test 2), damit Sie wissen, ob die zweite Basis den Blutzucker bis zu einem späten Abendbrot konstant hält. Sinkt der Blutzucker bis zum Abend stark ab, ist die Dosis zu hoch. Steigt der Blutzucker in dieser Zeit, ist die Dosis zu niedrig (☞ Tab. 10).

8.3 Wie man das Verzögerungsinsulin dosiert

Zeit	zweite Basis richtig dosiert		zweite Basis zu hoch dosiert		zweite Basis zu niedrig dosiert	
	Meyer	Schmidt	Müller	Schulz	Hansen	Jakob
16.00	110	160	110	160	110	160
17.30	100	150	70	130	130	180
19.00	110	160	50 + 2 BE	100	160	200
20.30	120	170	100	110	200	260
21.00	130	180	90	–	–	–
22.00	140	–	–	–	–	–

Tab. 10: Richtige zweite Basis? (Insulinschema mit 3 × VI)

Bei einem Blutzuckeranstieg zwischen 17.00 Uhr und 19.00 Uhr die zweite Basis um 10–20 % erhöhen.

Bei einem Blutzuckerabfall zwischen 17.00 Uhr und 19.00 Uhr die zweite Basis um 10–20 % vermindern.

Zusatz-Test: Weglassen des Frühstücks

Wenn Sie selten frühstücken, ist dieser Test für Sie informativ. Spritzen Sie morgens nur Ihr Verzögerungsinsulin und testen Sie bis zum Mittag alle 1–2 Stunden den Blutzucker. Vielleicht beobachten Sie, dass trotz richtiger Morgenbasis morgens ein Blutzuckeranstieg erfolgt. Diese Versorgungslücke entsteht durch den langsamen Wirkungseintritt des Verzögerungsinsulins. Normalerweise wird sie durch den Frühstücksbolus überbrückt. Der Anstieg lässt sich verhindern, indem Sie einen „Gupf", d. h. eine kleine Menge kurzwirkendes Insulin (ca. 5 % der Tagesinsulinmenge) zusammen mit der Morgenbasis spritzen. (Der „Gupf" ist in Österreich der kleine Berg, in diesem Fall der kleine Insulinberg. Dieser Begriff stammt von der österreichischen Diabetologin Dr. Kinga Howorka).

Übrigens: Ganztägiges Fasten als Basistest ist nicht nötig. Wollen Sie dennoch einen Tag oder länger fasten, beachten Sie bitte, dass der Basisbedarf nach ca. 12 stündigem Fasten abnimmt. Lesen Sie bitte dazu S. 87.

Ich teste mich selbst

 **Fragen zum Thema
„Dosierung des Verzögerungsinsulins"**

Antworten ☞ Anhang S. 162

Die Lösungsmöglichkeiten der Fragen 2 und 3 sind im Text nicht erklärt. Aber mit etwas Nachdenken können Sie die Antworten finden.

1. Sie haben schon mehrfach hohe Blutzuckerwerte am Morgen gemessen. Am Abend sind Sie mit normalen Blutzuckerwerten ins Bett gegangen. Wie entscheiden Sie sich?

   a) weiter abwarten
   b) Wecker stellen und nachts zwischen 2.00 Uhr und 3.00 Uhr den Blutzucker messen. Erst danach entscheiden, ob die Dosis erhöht oder gesenkt werden muss.
   c) Dosis sofort um 10 % erhöhen

2. Am Abend haben Sie anstelle von 8 Einheiten Verzögerungsinsulin 8 Einheiten Normalinsulin gespritzt. Was tun Sie jetzt?

3. Sie wissen nicht genau, ob Sie Ihr Verzögerungsinsulin für die Nacht bereits gespritzt haben. Sie durchdenken die Möglichkeiten, die sie haben. Welche der folgenden Lösungen erscheint Ihnen am sichersten?

   a) ganze Dosis spritzen
   b) gar nichts spritzen
   c) halbe Dosis spritzen

4. Sie haben wegen einer wichtigen Sitzung keine Zeit zum Mittagessen. Noch während der Besprechung bemerken Sie gegen 13.30 Uhr eine Unterzuckerung. Was könnte die Ursache dafür sein? Die letzte VI/NI-Injektion war um 7.30 Uhr vor dem Frühstück bei einem Blutzucker von 120 mg/dl.

8.4 Normalinsulin oder kurzwirkendes Insulinanalogon

Sie kennen jetzt alle Regeln zur BBT. Damit haben Sie alle Voraussetzungen um zu entscheiden, ob ein Normalinsulin oder ein kurzwirkendes Insulinanalogon Ihren Bedürfnissen besser entspricht. Vergleichen Sie dazu auch die Angaben zu Wirkungsbeginn, Wirkungsmaximum und Wirkungsdauer der Bolusinsuline in Tab. 5, Seite 56. Die folgende Aufstellung über die Vor- und Nachteile von kurzwirkenden Insulinanaloga soll Ihnen bei der Entscheidung helfen.

Vorteile von kurzwirkenden Insulinanaloga

- Rascheres Absinken erhöhter Blutzuckerwerte (besonders nach dem Frühstück),
- Frühere Korrekturmöglichkeit nach einem Mahlzeitenbolus,
- Möglichkeit der Blutzuckerkorrektur auch bei Zwischenmahlzeiten (3 Stunden nach vorangehendem Bolus),
- Geringere Gefahr einer überlappenden Wirkung bei sehr großen Insulindosen,
- Erhöhter Blutzucker vor dem Schlafengehen kann auch nach späteren Abendmahlzeiten ohne Unterzuckerungsrisiko korrigiert werden,
- Geringere Neigung zu Unterzuckerungen bei körperlicher Bewegung 3 Stunden nach einer Bolusinjektion,
- Evtl. schnellere Beseitigung einer ketoazidotischen Entgleisung.

Nachteile von kurzwirkenden Insulinanloga

- Basalinsulin-Lücke zu Beginn der Nacht bei frühem Abendbrot,
- Tagsüber häufig zwei Basisinsulin-Spritzen nötig,
- Unterzuckerungsneigung nach großen fettreichen Mahlzeiten (☞ S. 39),
- Zwischenmahlzeiten lassen sich nicht in den Hauptmahlzeiten-Bolus einberechnen,
- Keine Anwendung in der Schwangerschaft,
- Keine Anwendung bei verzögerter Magenentleerung.

Die Abb. 17 verdeutlicht, dass Insulinanaloga unter der Haut sofort in einzelne Bausteine zerfallen und dadurch schneller in die Blutbahn gelangen als Normalinsuline.

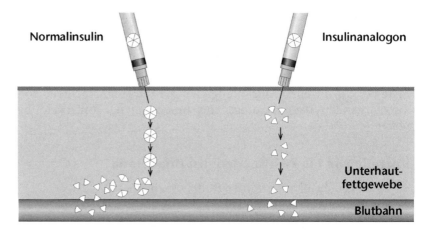

Abb. 17: Schnellerer Zerfall unter der Haut bei Insulinanaloga [L157]

8.5 Verhalten in besonderen Situationen

Mit den bisher genannten Regeln zur Insulinanpassung werden Sie die meisten Lebenssituationen bewältigen können. Spezielle Probleme wie z. B. Krankheit können jedoch die Anwendung besonderer Regeln erforderlich machen.

Fieberhafte Infekte: Ketoazidosegefahr!

Sicher haben Sie schon beobachtet, dass sich Ihr Insulinbedarf im Krankheitsfall verändern kann.

Besonders bei fieberhaften Infekten kann der Insulinbedarf drastisch ansteigen. Beachten Sie bitte deshalb unbedingt folgende Grundregel:

 Bei fieberhaften Infekten Blutzucker und Azetonausscheidung regelmäßig testen!

Je nach Ergebnis des Azetontests verfahren Sie bitte folgendermaßen:

Infekt ohne Azetonausscheidung im Urin

Beispiel: Sie liegen mit erhöhter Temperatur und Halsschmerzen im Bett. Sie testen Blutzucker und Azeton alle 4 Stunden. Wenn Ihre Blutzuckerwerte höher sind als sonst, brauchen Sie mehr Insulin. Vergleichen Sie Ihre benötigte Tagesinsulinmenge jeweils mit dem Vortag.

Wenn sich der Insulinbedarf erhöht:
- Verzögerungsinsulin morgens, mittags und abends im Rahmen von 10–20 % erhöhen,
- Außerdem die BE-Faktoren in Stufen von 0,5 E/BE erhöhen,
- Auch die Korrekturregel verschärfen, z. B. die Korrekturzahl von 50 auf 40 senken,
- Erhöhen Sie die Insulinmengen solange, bis Ihr Blutzucker annähernd im Zielbereich ist.

Sobald die Erkrankung abklingt, müssen Sie u. U. mit der höheren Insulindosierung zügig wieder zurückgehen.

Infekt mit Azetonausscheidung im Urin

Falls die Blutzuckerwerte sich verschlechtern und Azetonausscheidung auftritt, müssen Sie das Schema der Behandlung einer schweren Stoffwechselentgleisung anwenden (☞ S. 91). **Bitte scheuen Sie sich nicht, Ihren Arzt oder Ihr Diabeteszentrum um Hilfe zu bitten!**

Erbrechen und Durchfall

Bedenken Sie bitte, dass Ihr Körper Insulin braucht, auch wenn Sie nichts essen, bzw. die Nahrung nicht bei sich behalten können. Wenn Sie kein Insulin spritzen, führt das zu einer schweren Stoffwechselentgleisung.

Bei akuten Erkrankungen mit Übelkeit, Erbrechen oder Durchfall

- zunächst nur das Verzögerungsinsulin spritzen,

- alle 4 Stunden den Blutzucker testen,

- bei hohen Blutzuckerwerten Azetontest und Korrektur (Fieber?). Bleibt der Blutzucker unverändert hoch, Azeton ++/+++, Behandlungsschema der schweren Stoffwechselentgleisung anwenden (☞ S. 91),

- bei niedrigen Blutzuckerwerten schluckweise gezuckerten Tee oder Colagetränke trinken.

Sobald Sie es zuträglich finden, beginnen Sie mit einem langsamen Kostaufbau. Sind Sie sich nicht sicher, ob Sie die Nahrung bei sich behalten werden, so spritzen Sie lieber 1–2 Stunden nach dem Essen.

Tipps für die Kohlenhydratzufuhr bei Erbrechen

- **Colagetränke** in kleinen Schlucken trinken, schlagen Sie jedoch vorher die Kohlensäure heraus. Colagetränke stoppen den Brechreiz. 1/2 kleines Glas (ca. 100 ml) entspricht 1 BE.
- **Salzstangen** knabbern. Sie gleichen den Salzverlust aus. 15–20 Stück (15 g) entsprechen 1 BE.
- **Tee mit Traubenzucker** in kleinen Schlucken trinken. Pro Tasse 1 Prise Salz und 2 gehäufte Teelöffel Traubenzucker (8 g) zufügen.
- **Zwieback** (2 Stück = 1 BE), **Banane** (1/2 Banane = 1 BE) und **Haferflocken** (2 Eßl. = 1 BE) sind Kohlenhydrate in konzentrierter, leicht verträglicher Form.

Tipps für die Kohlenhydratzufuhr bei Durchfall

Gehen Sie beim Kostaufbau schrittweise vor.

- **Stufe 1:** gezuckerter schwarzer Tee. Pro Tasse 1 Prise Salz und 2 Teelöffel Traubenzucker zufügen,
- **Stufe 2:** Zwieback, Banane,
- **Stufe 3:** geriebener Apfel.

Anschließend sollten Sie vorsichtig auf eine leicht verträgliche Kost (fettarm, leicht verdaulich) übergehen. „Hafertage" sind unnötig.

Der typische Durchfall bei Reisen in südliche Länder dauert meist 1–3 Tage. Sorgen Sie vor und nehmen Sie das Nötigste von zu Hause mit.

Medizinische Untersuchungen und kleinere Eingriffe

Sie sollen wegen einer Röntgenuntersuchung des Magens nüchtern beim Arzt erscheinen. Spritzen Sie deshalb bitte nur Ihr Verzögerungsinsulin und eine eventuelle Blutzuckerkorrektur. Das Essensinsulin spritzen Sie erst dann, wenn Sie wieder essen dürfen.

Bei kleineren Eingriffen (z. B. Zahnextraktion) gehen Sie bitte genauso vor. Testen Sie Ihren Blutzucker im üblichen 4–6 Stundenrhythmus und korrigieren Sie, falls notwendig.

Fasten und Abnehmen

Wollen Sie einmal einen Tag fasten, dann spritzen Sie nur das Verzögerungsinsulin. Evtl. ist es erforderlich, dass Sie morgens eine kleine Menge kurzwirkendes Insulin zusätzlich spritzen müssen, um den morgendlichen Blutzuckeranstieg, den viele Diabetiker haben, zu vermeiden (ca. 5 % der Tagesinsulinmenge). Das sind bei einem Tagesinsulinbedarf von 50 Einheiten 2–3 Einheiten.

Nach ca. 12 stündigem Fasten kann der Blutzucker etwas absacken, so dass Sie zur Stabilisierung des Blutzuckers über den Tag verteilt 2–3 BE Traubenzucker benötigen. Das ist normal, denn die Leber schüttet bei längerem Fasten weniger Zucker aus als sonst.

Haben Sie vor, länger als einen Tag zu fasten, so sollten Sie das Verzögerungsinsulin in 10 %-Schritten verringern.

Ich teste mich selbst

 Fragen zum Thema „Verhalten in besonderen Situationen"

Antworten ☞ Anhang S. 162

1. In welchen Situationen sollten Sie Ihren Urin auf Azeton testen?

   a) immer wenn Sie Blutzucker testen
   b) wenn der Blutzucker über 240 mg/dl liegt
   c) bei Gewichtsabnahme
   d) bei Fieber

2. Mit welchen Maßnahmen verhindern Sie einen Blutzuckeranstieg im Rahmen einer Erkältung?

3. Sie haben Brechdurchfall. Das Bolusinsulin zu den Mahlzeiten entfällt, da Sie die Nahrung nicht bei sich behalten. Was tun Sie, damit sich Ihr Zustand nicht verschlechtert?

   a) alle 4 Stunden den Blutzucker testen
   b) bei niedrigen Blutzuckerwerten schluckweise gezuckerten Tee trinken
   c) bei hohen Blutzuckerwerten Azetontest und Blutzuckerkorrektur durchführen, Fieber messen

4. Welche Nahrungsmittel und Getränke sind nach einem Brechdurchfall zum Kostaufbau sehr gut geeignet? Nennen Sie mindestens 3 Beispiele.

5. Sie sollen morgens nüchtern (d. h. ohne gefrühstückt zu haben) beim Arzt erscheinen. Wie verfahren Sie mit Ihrer morgendlichen Insulindosis?

   a) wie gewohnt spritzen
   b) Verzögerungsinsulin und, falls nötig, Korrekturinsulin zu Hause spritzen, das Insulin für das Essen nach dem Arztbesuch spritzen
   c) Verzögerungs- und Bolusinsulin nach dem Arztbesuch spritzen

9 Behandlung einer schweren Stoffwechselentgleisung

Denken Sie bei anhaltend hohen Blutzuckerwerten an die Möglichkeit einer schweren Stoffwechselentgleisung. Häufig wird der Zeitpunkt für eine selbständige Behandlung der Stoffwechselentgleisung verpasst, weil man nicht daran denkt, einen Azetontest durchzuführen.

Bei Übelkeit, Erbrechen, Bauchschmerzen und/oder einem Blutzucker über 240 mg/dl Azeton testen.

Wenn Sie trotz Blutzuckerkorrektur mehrfach hohe Blutzuckerwerte und viel Azeton (++ bis +++) im Urin messen, liegt eine schwere Entgleisung des Diabetes vor. Oft kommt es dabei zu Übelkeit und/oder Erbrechen und/oder Bauchschmerzen. Wenn Sie nicht handeln, können Sie in eine Ketoazidose mit Bewusstlosigkeit (Koma) kommen. **Bitten Sie Ihren Arzt telefonisch um Hilfe, wenn Sie unsicher sind oder Ihre Maßnahmen nicht zum Erfolg führen.**

Ursache ist oft eine Erkrankung (meist mit Fieber) oder das Weglassen von Insulin. Auch ein defekter oder falsch bedienter Pen könnte der Grund sein!

Vermeiden Sie jetzt körperliche Anstrengung und essen Sie nichts. Ihr Körper braucht sofort kurzwirkendes Insulin und Wasser!

Falls Sie Ihr kurzwirkendes Insulin mit einem Pen spritzen, vergewissern Sie sich, ob er funktioniert - im Zweifelsfall lieber eine Spritze benutzen. Insulinkonzentration beachten, ☞ S. 24.

Bei mehrfach hohen Blutzuckerwerten (über 240 mg/dl und viel Azeton im Urin (++ bis +++)

- sofort 20 % der gesamten Tagesinsulinmenge in Form von kurzwirkendem Insulin spritzen (z. B. bei 40 E Tagesinsulinmenge: 8 E spritzen),
- viel Wasser trinken (ca. 1 l pro Stunde),

- nach 2 Stunden Blutzucker und Azeton im „frischen" Urin (☞ S. 19) messen. Falls Situation unverändert, Vorgehen wiederholen: Erneut 20 % der Tagesinsulinmenge in Form von kurzwirkendem Insulin spritzen.

Sinkt der Blutzucker unter 240 mg/dl bei weiterhin hoher Azetonausscheidung im „frischen" Urin, gehen Sie wie folgt vor:

Bei Blutzuckerwerten unter 240 mg/dl und viel Azeton im Urin (++ bis +++)

- 10 % der Tagesinsulinmenge in Form von kurzwirkendem Insulin spritzen (z. B. bei 40 E Tagesinsulinmenge: 4 E spritzen),
- weiter viel Wasser trinken,
- nach 2 Stunden Blutzucker und Azeton messen. Falls Situation unverändert, Vorgehen wiederholen.

Wenn der Blutzucker unter 180 mg/dl gesunken ist, Azeton ist 0 bis + im „frischen" Urin, haben Sie es geschafft.

Bei Blutzuckerwerten unter 180 mg/dl und Azeton 0 bzw. +:
- kein zusätzliches Insulin mehr spritzen,
- weiter viel Wasser trinken,
- 2 BE essen, da das Insulin noch wirkt! Eine Banane ist wegen des hohen Kaliumgehalts besonders geeignet, eine andere Obstsorte tut es aber auch.
- Nach 2 Stunden Blutzucker und Azeton messen.

Vergessen Sie nicht, Ihre Insulintherapie fortzusetzen. Ihr Verzögerungsinsulin sollten Sie weiter zu den gewohnten Zeiten spritzen. Bedenken Sie den weiterhin erhöhten Insulinbedarf, falls Sie durch eine fieberhafte Erkrankung in den Insulinmangel hineingeraten sind.

Wenn Sie alleine leben:
Bitten Sie im Krankheitsfalle Angehörige oder Freunde um Hilfe, damit Ihre Versorgung sichergestellt ist. Bedenken Sie, dass Sie bei schwerer Entgleisung des Diabetes schläfrig oder sogar bewusstlos werden können und deshalb womöglich die notwendige Insulinzufuhr nicht durchführen! Telefonieren Sie rechtzeitig mit Ihrem Diabetesarzt und besprechen Sie Ihr Vorgehen.

Behandlung einer schweren Stoffwechselentgleisung

Stoffwechselentgleisung - Ketoazidose

Bei Übelkeit, Erbrechen, Bauchschmerzen und/oder BZ über 240 mg/dl

Azeton testen

Azeton ++ bis +++

Arzt informieren

Holen Sie sich Hilfe, Sie dürfen nicht einschlafen

Azeton negativ

BZ-Korrektur je nach kurzwirkendem Insulin 3 bzw. 4 Std. nach dem letzten Bolus

Sofort 20% der gesamten Tagesinsulinmenge* in Form von kurzwirkendem Insulin spritzen, viel Wasser trinken, nach 2 Std. den Blutzucker messen

Blutzucker erneut über 240 mg/dl und Azeton ++ bis +++:
Erneut 20% der gesamten Tagesinsulinmenge* in Form von kurzwirkendem Insulin spritzen, viel Wasser trinken, nach 2 Std. den Blutzucker messen

Blutzucker unter 240 mg/dl und Azeton ++ bis +++:
10% der gesamten Tagesinsulinmenge* in Form von kurzwirkendem Insulin spritzen, viel Wasser trinken, nach 2 Std. den Blutzucker messen

Blutzucker unter 180 mg/dl und Azeton 0 bis +:
Jetzt kein zusätzliches Insulin mehr spritzen, weiter viel Wasser trinken, 2 BE essen (günstig ist Banane), da der Blutzucker noch weiter sinkt (Hypoglykämiegefahr), nach 2 Std. den Blutzucker messen

Erforschen Sie die Ursache Ihrer Entgleisung!
Tragen Sie bitte hier Ihren jetzigen Insulinbedarf ein:

Basis morgens:	_____ Einheiten	Bolus morgens:	_____ Einheiten
Basis mittags:	_____ Einheiten	Bolus mittags:	_____ Einheiten
Basis abends:	_____ Einheiten	Bolus abends:	_____ Einheiten
Summe Basis:	_____ Einheiten	Summe Bolus	_____ Einheiten

*jetzige Tagesinsulinmenge: _____ Einheiten
davon 10% = _____ Einheiten
davon 20% = _____ Einheiten

Abb. 18: Behandlungsschema Stoffwechselentgleisung - Ketoazidose [L157]

Auf der Seite 91 steht das Schema zur Behandlung der schweren Stoffwechselentgleisung aus unserem „Tagebuch für Diabetiker mit Intensivierter Insulintherapie (ICT) bzw. Basis- Bolus-Therapie" (☞ Abb. 18). Wir empfehlen Ihnen, den unteren Abschnitt auszufüllen. Sie haben es dann im „Ernstfall" leichter.

Ich teste mich selbst

 ### Fragen zum Thema „Behandlung einer schweren Stoffwechselentgleisung"

Antworten ☞ Anhang S. 162

1. Wie viel kurzwirkendes Insulin spritzen Sie, wenn der Blutzucker trotz Korrektur den ganzen Tag um 300 mg/dl lag und die Ketonkörperuntersuchung des Urins eine starke Azetonausscheidung (+++) ergibt?

2. Sie haben eine schwere Stoffwechselentgleisung festgestellt. Wann spritzen Sie kurzwirkendes Insulin?

   a) sofort
   b) bei der nächsten fälligen Insulininjektion

3. Wenn der Diabetes entgleist ist, sollten Sie Ihren Blutzucker häufiger als sonst testen. In welchen Zeitabständen tun Sie das?

4. Wegen einer schweren Entgleisung des Diabetes haben Sie bereits zweimal 20 % der Tagesinsulinmenge als kurzwirkendes Insulin gespritzt. Nach 2 Stunden testen Sie: Urin azetonfrei, Blutzucker 180 mg/dl. Was sollten Sie jetzt tun?

   a) viel Wasser trinken
   b) sofort 20 % der gesamten Tagesinsulinmenge in Form von kurzwirkendem Insulin spritzen
   c) zweistündlich den Blutzucker messen
   d) 2 BE Obst, z. B. eine Banane, essen

5. Was würde passieren, wenn Sie aufgrund von Übelkeit und Appetitlosigkeit nichts essen und sämtliches Insulin weglassen?

   a) eine Unterzuckerung tritt ein
   b) es kommt zur Ketoazidose
   c) es passiert gar nichts

10 Unterzuckerung

Die Unterzuckerung (Hypoglykämie) ist im Alltag des Betroffenen die unangenehmste und gefährlichste Auswirkung der Insulintherapie. Leichte Unterzuckerungen können bereits zu Wahrnehmungs- und Konzentrationsstörungen führen, die z. B. das Unfallrisiko für Menschen mit Diabetes am Steuer erheblich erhöhen (☞ Hinweise für Autofahrer, S. 157). Durch schwere Unterzuckerungen kann es zu Stürzen kommen mit der Gefahr von Verletzungen oder Knochenbrüchen. Mit häufigen Unterzuckerungen wird ein Mensch für sich und andere zum Risiko.

Bei einem Blutzuckerwert von 50 mg/dl und darunter liegt eine Unterzuckerung vor, die in jedem Fall behandelt werden muss. Diabetiker sind bei BZ-Werten unter 50 mg/dl nicht mehr leistungsfähig, auch wenn sie sich noch gut fühlen. Das Risiko einer schweren Unterzuckerung (mit Krämpfen oder Ohnmacht) ist dann sehr hoch. Irgendwann ist es immer das erste Mal!

> Leichte Unterzuckerungen führen nicht zu körperlichen Schäden, häufige schwere und langanhaltende Unterzuckerungen können zu Hirnschäden führen. Die Wahrnehmung von Unterzuckerungen wird mit zunehmender Diabetesdauer schlechter. Je niedriger die Blutzuckereinstellung, umso schlechter die Wahrnehmung. Häufige Unterzuckerungen führen zu einem Verlust der Wahrnehmungsfähigkeit. Auch deswegen sollte man Unterzuckerungen vermeiden.

Wenn Sie eine Unterzuckerung spüren:

Sofort eine ausreichende Menge Traubenzucker essen!

4–6 Täfelchen Traubenzucker (20–30 g).

Diese Menge sorgt für einen schnellen und ausreichenden Blutzucker-Anstieg, so dass mit dieser Menge die Unterzuckerung schnell und sicher beendet wird. In extremen Fällen, z. B. nach sehr langer anstrengender Tätigkeit, kann es einmal passieren, dass auch diese Menge noch nicht reicht, daher:

Wenn nach 10 Minuten die Unterzuckerung nicht beendet ist: noch 4 Täfelchen nehmen.

Wenn Sie etwas dazu trinken, löst sich der Traubenzucker schneller auf. Traubenzucker gibt es in verschiedenen Handelsformen wie z. B. „Dextro-Energen", „Jubin", „Intact"-Traubenzucker (Drops). Suchen Sie sich das Produkt aus, das Ihnen am angenehmsten ist. Falls Sie keinen Traubenzucker mögen: Obstsäfte, Malzbier und Coca-Cola (0,2–0,3 l) helfen auch. In der Schwangerschaft sollten Diabetikerinnen darauf achten, den Blutzucker nach der Unterzuckerung nicht zu hoch ansteigen zu lassen (☞ S. 116).

10.1 Gründe für Unterzuckerungen, Abhilfen und Vorbeugungsmaßnahmen

Zu Unterzuckerungen kann es kommen, wenn dem Körper mehr Insulin zugeführt wurde, als er benötigt. Die Hauptgründe sind:

Sie haben zu viel gespritzt

Vorbeugung: Bei Unsicherheit, ob Sie schon gespritzt haben kein Insulin spritzen, sondern bei der nächsten Spritze den evtl. erhöhten Blutzucker korrigieren.

Abhilfe: Wenn Sie eine Überdosierung rechtzeitig bemerken: vorbeugend mehr Kohlenhydrate essen, um eine Unterzuckerung zu verhindern; falls Fehler bei der Nachtdosis, größere Spätmahlzeit einnehmen, evtl. Wecker auf 3.00 Uhr stellen und dann Blutzucker testen.

Sie haben zu wenig oder zu spät Kohlenhydrate gegessen

Vorbeugung:

a) Wenn Sie Normalinsulin spritzen, dann achten Sie darauf, Zwischenmahlzeiten, für die Sie zur Hauptmahlzeit schon gespritzt haben, rechtzeitig zu essen (spätestens 3 Stunden nach der Spritze).

b) Machen Sie bei hohem BZ den Spritz-Ess-Abstand nicht zu lang. Vorsicht mit Wartezeiten über eine Stunde bei Normalinsulin, bei den Insulinanaloga über 15 min. (☞ Spritz-Ess-Abstand, S. 71).

10.1 Gründe für Unterzuckerungen, Abhilfen und Vorbeugungsmaßnahmen

Sie haben sich körperlich sehr angestrengt

Dies kann den Insulinbedarf noch viele Stunden danach senken (☞ S. 106).

Vorbeugung:

a) Reduzieren Sie Ihr Insulin **vor** einer körperlichen Anstrengung, wenn Sie es vorher planen können.

b) Reduzieren Sie das Insulin, das Sie **nach** der körperlichen Anstrengung spritzen.

c) Wenn Sie das Insulin nicht vermindern konnten, essen Sie mehr Kohlenhydrate und stecken Sie mehr Traubenzucker ein.

Sie haben eine größere Menge Alkohol getrunken

Dadurch steigt das Risiko für eine (schwere) Unterzuckerung noch 10–20 Stunden nach dem Alkoholgenuss.

Vorbeugung: Vermeiden Sie Alkohol im Übermaß.

Abhilfe:

a) Achten Sie mit dem verbliebenen Verstand sehr auf Unterzuckerungen, testen Sie häufiger.

b) Essen Sie sicherheitshalber Kohlenhydrate dazu, die lange vorhalten (z. B. Vollkornbrot mit Käse).

Sie sind mit einem niedrigen Blutzuckerwert schlafen gegangen, ohne noch etwas gegessen zu haben.

Vorbeugung: Vermeiden Sie dieses Risiko, indem Sie vor dem Schlafengehen noch etwas essen, wenn der Blutzucker unter 120 mg/dl liegt.

10.2 Anzeichen von Unterzuckerungen

Es gibt zwei Gruppen von Anzeichen für eine Unterzuckerung.

Anzeichen durch die hormonelle Gegenregulation, mit der der Körper versucht, den Blutzucker aus eigener Kraft zu erhöhen (auch „autonome" oder „adrenerge" Symptome genannt):

- Schweißausbruch,
- Zittern,
- Herzklopfen,
- Angst,
- Heißhunger,
- Kribbeln in den Lippen oder Extremitäten.

Anzeichen durch den Zuckermangel im Gehirn (auch „neurogene" oder „neuroglykopenische" Symptome genannt). Sie können sehr vielfältig sein:

- **Allgemein:** Langsamkeit, plötzliche Müdigkeit
- **Denkstörungen:** Verwirrtheit, Unkonzentriertheit, Gedächtnisstörungen, Verständnisschwierigkeiten beim Lesen und Zuhören, „komische" Gedanken,
- **Wahrnehmungsstörungen:** Doppeltsehen, merkwürdige Bilder,
- **Bewegungsstörungen:** Sprachstörungen, Störungen bei einfachen Bewegungen, Störungen im Handlungsablauf (z. B. beim Kaffeekochen, beim Blutzuckertesten!!),
- **Gefühlsstörungen:** Aggressivität, Albernheit, Clownerie,
- **nächtliche Alpträume.**

> **!** Bei sehr niedrigem Blutzucker kann es zu Bewusstlosigkeit oder Krämpfen kommen.

Bei den Anzeichen der hormonellen Gegenregulation ist man oft noch bei klarem Bewusstsein, kann also noch gut etwas gegen die Unterzuckerung tun, bei Zuckermangel im Gehirn ist es schwieriger, weil man vielleicht schon verwirrt ist. Daher: so schnell wie möglich reagieren, so lange man dazu noch in der Lage ist!

Jeder Diabetiker hat seine eigenen Unterzuckerungsanzeichen. Diese verändern sich im Lauf der Zeit. Also nicht auf ein Anzeichen blind verlassen! Die nächste Unterzuckerung kann anders verlaufen!

10.3 Auf einen Blick: Maßnahmen gegen Unterzuckerungen

Sie haben nicht viel Zeit, um richtig auf eine Unterzuckerung zu reagieren. Von den ersten Anzeichen bis zu dem Punkt, von dem ab Sie sich nicht mehr sicher selbst helfen können, ist es nicht weit. Das Unterzuckerungswahrnehmungs-Fenster (Abb. 19) macht das Problem deutlich.

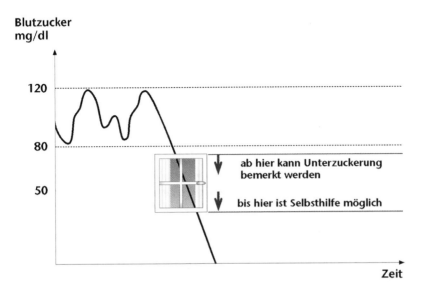

Abb. 19: Das Unterzuckerungswahrnehmungsfenster [L157]

10.3 Auf einen Blick: Maßnahmen gegen Unterzuckerungen

Kurzfristige Maßnahmen

So können Sie am besten Unterzuckerungen schnell beenden:

Erst essen, dann messen, d.h.
- Traubenzucker essen,
- dann (evtl.) testen,
- dann nachdenken, wie es zur Unterzuckerung kam.

Wenn Sie einen niedrigen Blutzucker messen, ohne die Symptome einer Unterzuckerung zu spüren, gibt Ihnen die folgende Tabelle einen Anhalt über die Menge des benötigten Traubenzuckers.

Beim Traubenzuckeressen: „Nicht kleckern, sondern klotzen"!	
Blutzucker (mg/dl)	notwendige Traubenzuckermenge
60–80	2 Täfelchen = 10 g
unter 60	4–6 Täfelchen = 20–30 g
unter 40	6 Täfelchen = 30 g
Achtung: Bei einer Unterzuckerung nach Alkoholgenuss brauchen Sie in der Regel mehr Kohlenhydrate	

Tab. 11: Menge des benötigten Traubenzuckers bei Unterzuckerung

Sie sollten also bei Blutzuckerwerten unter 80 mg/dl grundsätzlich Traubenzucker essen (Ausnahme Schwangerschaft). Nehmen Sie lieber immer Traubenzucker anstatt verschiedene Kohlenhydrate im Wechsel: das verringert das Fehlerrisiko. Um Süßigkeiten zu essen, braucht man keine Unterzuckerung!

Besser einmal einen zu hohen Blutzucker durch Traubenzucker bei einer fälschlich wahrgenommenen Unterzuckerung riskieren, als eine schwere Unterzuckerung!

Bei Bewusstlosigkeit sollte grundsätzlich der Notarzt gerufen werden. Partner oder andere informierte Menschen können Glukagon (das Gegenhormon des Insulins, Handelsname z. B. „GlukaGen HypoKit") spritzen, das Sie deshalb im Hause haben sollten. Glukagon sollte man auch auf Reisen dabei haben. Man kann es wie Insulin spritzen, nachdem man das Pulver aufgelöst hat (siehe Beipackzettel). Glukagon setzt im Körper vorhandene Zuckerreserven (Glykogen) frei, es wirkt innerhalb von 10 Minuten. Nachdem Sie wieder bei Bewusstsein sind, sollten Sie 4–6 Täfelchen Traubenzucker essen oder 1–2 Gläser Saft oder Coca-Cola trinken.

Langfristige Maßnahmen

Kommt es in kürzeren Abständen immer wieder zu Unterzuckerungen, stimmt etwas an der Insulindosisanpassung nicht. Besprechen Sie umgehend mit Ihrem Diabetesarzt, wie das Problem behoben werden kann. Eventuell sollte der Blutzuckerzielwert heraufgesetzt werden, z. B. von 100 auf 140 mg/dl.

Ich teste mich selbst

Fragen zum Thema „Unterzuckerung"

Antworten ☞ Anhang S. 163

1. Welche Anzeichen einer Unterzuckerung treten bei Ihnen zuerst auf?

2. Kennen Sie mögliche andere Anzeichen, die bei Ihnen (noch) nicht auftreten? Nennen Sie drei!

3. Was sollten Sie zur Beseitigung einer Unterzuckerung tun (Blutzucker unter 50 mg/dl)?

4. Wie viele Täfelchen Traubenzucker sollten Sie bei einem Blutzucker zwischen 60 und 80 mg/dl nehmen?

5. Was tun Sie, wenn Sie während einer Autofahrt leichte Sehstörungen bemerken?

6. Welche Informationen geben Sie Ihrem Partner über Unterzuckerungen?

7. Welche Informationen geben Sie Arbeitskollegen über Unterzuckerungen?

11 Insulinpumpentherapie

Seit dem Beginn der 80er Jahre werden Insulinpumpen in der Diabetestherapie eingesetzt. Prinzipiell unterscheidet sich die Therapie mit einer Pumpe nicht wesentlich von der Basis-Bolus-Therapie: Zusätzlich zu einer Basalrate wird zu den Mahlzeiten und zur Blutzuckerkorrektur ein Bolus abgegeben.

Die Stärke der Insulinpumpentherapie liegt in der Verbesserung der basalen Insulinversorgung. Allerdings nimmt die Pumpe einem nicht ab, den Blutzucker zu messen, das Bolusinsulin korrekt entsprechend der BE-Menge auszurechnen und eine sinnvolle Basalrate zu wählen. Die Pumpe kann den Stoffwechsel nur zusammen mit dem Diabetiker, der sie trägt, verbessern. Ein Allheilmittel für die Blutzuckereinstellung ist sie nicht.

Prinzip der Insulinpumpe

Anders als bei mehreren einzelnen Spritzen am Tag besteht das Prinzip einer Insulinpumpe darin, über einen Katheter mit einer im Unterhautfettgewebe liegenden Kanüle ständig kleine Insulinmengen abzugeben. Der Insulinvorrat befindet sich in einer am Körper getragenen Pumpe. Auf diesem Weg ist eine „Rund-um-die-Uhr"-Insulinversorgung gewährleistet.

Warum Insulinpumpentherapie?

Für eine Insulinpumpentherapie kann es verschiedene Gründe geben:

- Starker Blutzuckeranstieg in der 2. Nachthälfte (Dawn-Phänomen),
- Schwangerschaft/Schwangerschaftsvorbereitung,
- Schwere Folgeerkrankungen,
- Nicht kontrollierbare Blutzuckerschwankungen,
- Patientenwunsch,
- In seltenen Fällen ist das unter die Haut gespritzte Insulin unwirksam. Insulin kann dann evtl. von der Pumpe direkt in die Bauchhöhle geleitet werden.

Für eine Pumpentherapie muss der Patient sehr motiviert sein. Denn ohne Beachtung von Hygienevorschriften und ohne mehrfach täglich durchgeführte Stoffwechselkontrollen ist eine sichere Pumpentherapie nicht durchführbar. Bei gut geschulten Patienten treten Probleme, die in den Anfängen der Pumpentherapie häufiger beobachtet wurden (wie schwere Unterzuckerungen, häufige Ketoazidosen, Gewichtszunahme), seltener auf als bei anderen Insulintherapien. Im Vergleich zur konventionellen Insulintherapie sind heute schwere Unterzuckerungen seltener.

Für jeden Anwärter oder Träger einer Insulinpumpe ist von großer Bedeutung, wie gut er die Pumpe akzeptiert und ob Partner und Kinder sich an die Pumpe gewöhnen. Wenn sich eine Abwehrhaltung nicht spätestens im Verlauf eines Vierteljahres verringert, sollte man erst einmal auf eine Pumpe verzichten.

Wie funktioniert eine Pumpe?

Alle Pumpenmodelle werden mit Batterien betrieben. Sie können eine kontinuierliche Basalrate und zusätzliche Bolusdosen abgeben, die der Patient wählt. Pumpen verschiedener Hersteller unterscheiden sich in Bedienung, Elektronik und Aussehen.

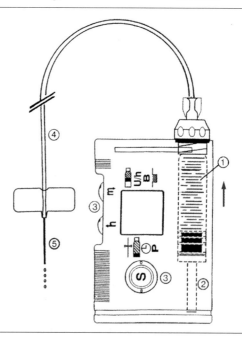

Abb. 20: Schematische Darstellung einer Insulinpumpe: 1 Insulinpatrone, 2 Gewindestange, 3 Bedienungsknöpfe, 4 Katheter, 5 Kanüle.

Insulinpumpen werden mit kurzwirkendem Insulin gefüllt. Je nach Bedarf lässt sich die Basalrate über 24 Stunden konstant oder variabel programmieren. Variable Basalraten sind sinnvoll, wenn der basale Insulinbedarf im Tagesablauf unterschiedlich ist. Ein Bolus kann in unterschiedlich großen Schritten, z. B. 0,1 bis 1 E, abgerufen werden und wird je nach Pumpenmodell unterschiedlich schnell abgegeben. Dabei wird das Insulin mit Hilfe eines Motors über einen Katheter in das Unterhautfettgewebe geleitet.

Vor dem Anlegen des Katheters muss die Haut desinfiziert werden. Je nach Kathetermodell ist er selbstklebend oder muss mit einem abdeckenden Pflaster fixiert werden. Die Katheternadel wird alle 24–48 Stunden neu gelegt.

Probleme der Insulinpumpentherapie

Alle Geräte sind mit verschiedenen Alarmfunktionen ausgerüstet, die eine zu niedrige Spannung der Batterien, leere Ampullen oder elektronische Fehler anzeigen. Ein besonderes Augenmerk gilt dem Katheterverschlussalarm, denn wenn zu wenig Insulin abgegeben wird oder der Insulinfluss ganz zum Stehen kommt, kann sich schneller als bei der Basis-Bolus-Therapie eine Ketoazidose entwickeln. Da keine Versorgung mit einem Verzögerungsinsulin existiert, ist dieser Zustand durch die Unterbrechung der Insulinzufuhr je nach verwendetem Insulin bereits nach 3–5 Stunden erreicht. Der Blutzucker kann schon nach wenigen Stunden steigen, danach kommt es schnell zu einem Zustand mit Azetonausscheidung im Urin. Die Blutzuckerwerte müssen nicht zwangsläufig sehr hoch sein, ketoazidotische Stoffwechsellagen können bei Insulinpumpenträgern schon bei Blutzuckerwerten knapp über 200 mg/dl auftreten.

Eine Beeinträchtigung der Pumpenfunktion kann bei niedrigen Außentemperaturen durch eine herabgesetzte Batterieleistung erfolgen. Dicht am Körper getragen, ist eine Insulinpumpe aber auch im Wintersport einsatzfähig.

Pumpenschulung

Voraussetzung für eine erfolgreiche Pumpentherapie ist die Teilnahme an einer Pumpenschulung. In der Regel wird erwartet, dass der Interessent bereits Erfahrungen in der BBT hat. Die Schulung informiert über Besonderheiten der Pumpentherapie bezüglich Insulinanpassung und Pumpentechnik und vermittelt Verhaltensregeln in Notsituationen (z. B. Ketoazidose).

12 Sport und körperliche Aktivität

Körperliche Bewegung senkt den Insulinbedarf. Nicht nur beim gezielt ausgeübten Sport, sondern auch bei veränderter körperlicher Belastung im Freizeit- oder Berufsbereich muss der Diabetiker deshalb darauf achten, dass der Blutzuckerspiegel im angestrebten Zielbereich bleibt. Die große Zahl von begeistert Sport treibenden Typ-1-Diabetikern beweist, dass der Diabetes kein Hindernis darstellen muss. Voraussetzung ist aber, dass der Diabetiker gut geschult ist, und dass er die Möglichkeiten, die Diabetestherapie an den Sport anzupassen, richtig anwendet.

12.1 Körperliche Aktivität und Stoffwechsel

Bei körperlicher Belastung oder Sport benötigen die Muskelzellen mehr Energie als sonst. Man könnte annehmen, dass dafür auch mehr Insulin benötigt wird. Das Gegenteil ist der Fall: Beim Nichtdiabetiker wird während der Belastungsphase automatisch weniger Insulin ausgeschüttet. Nur dadurch ist es dem Körper möglich, die gespeicherten Zuckerreserven (Glykogen) freizusetzen, in der Leber Glukose neu zu bilden und auch die Fettsäuren zur Energiegewinnung heranzuziehen.

> Bei Sport sorgen geringe Insulinmengen dafür, dass viel Zucker in die Zellen gelangen kann.

Während der Körper beim Nichtdiabetiker diese Insulineinsparung automatisch vornimmt, müssen Sie als insulinspritzende Diabetiker dafür sorgen, dass Ihnen die Bewegung keine Unterzuckerung beschert. Andererseits sollten Sie einen Insulinmangel vermeiden, weil Ihr Blutzucker sonst bei Bewegung stark ansteigt.

12.2 Unter- und Überzuckerungen verhindern

Bewegungsbedingte Unterzuckerungen können Sie durch Absenken (Reduktion) der Insulindosis und/oder zusätzliche Kohlenhydrate (Zusatz-BE) vermeiden. Durch sorgfältige Blutzuckerkontrollen vor, während und nach der Aktivität sollten Sie – besonders wenn Sie unerfahren sind – Ihre Anpassungsmaßnahmen überprüfen.

> **!** Besonders nach langdauernder Belastung müssen Sie mit einem späteren Blutzuckerabfall rechnen, da die Glykogenspeicher über den Blutzucker wieder aufgefüllt werden und die Zellen auch lange nach der Aktivität viel empfindlicher reagieren als sonst. Denken Sie bitte besonders an die Gefahr nächtlicher Unterzuckerungen. Reduzieren Sie deshalb das abendliche Basisinsulin und/oder essen Sie zusätzliche Kohlenhydrate. Lassen Sie sich nicht von einem normalen Blutzucker vor dem Schlafengehen täuschen!

Was viele nicht wissen: Wenn Sie viel zu wenig oder kein Insulin im Blut haben, führt Muskelarbeit zu einem weiteren Anstieg des Blutzuckers mit Ketoazidosegefahr. Testen Sie deshalb bei Blutzuckerwerten über 240 mg/dl zusätzlich das Azeton. Nicht die Blutzuckerhöhe ist entscheidend, sondern die Azetonausscheidung.

> **!** Bei hohen Blutzuckerwerten und viel Azeton (Azetonmessung des Urins ++ bis +++) ist Sport/Bewegung gefährlich. Beseitigen Sie erst Ihren Insulinmangel mit kurzwirkendem Insulin, trinken Sie viel Wasser und warten Sie ab, bis der Stoffwechsel wieder stabil ist (Azeton negativ, Blutzucker gesunken, ☞ S. 91). Überlegen Sie, was den Insulinmangel verursacht haben könnte (kein Insulin gespritzt? Defekter Pen? Infekt? Insulinversorgungslücke?).

Unsere nun folgenden Tipps sehen Sie bitte als Starthilfe an. Machen Sie Ihre eigenen Erfahrungen und stellen Sie sich Ihre individuellen Regeln zur Anpassung bei Sport und körperlicher Aktivität zusammen. Es gibt keine „Rezepte", die für jeden gelten!

12.3 Was Sie vor körperlicher Aktivität bedenken sollten

- Beachten Sie Ihren Trainingszustand. Untrainierte Diabetiker haben geringere Glykogenspeicher und unterzuckern deshalb leichter! Unterschätzen Sie nicht die blutzuckersenkende Wirkung von Spaziergängen, wenn Sie sich sonst wenig bewegen! Auch alltägliche Belastungen wie Haushalt und Einkaufen müssen beachtet werden.
- Planen Sie Dauer, Stärke und Art der Bewegung/des Sports ein und bedenken Sie, wie stark die Wirkung von Basis- und Bolusinsulin im Sportzeitraum sein wird (Hinweise zur Insulinwirkung ☞ S. 56).
- Bedenken Sie den Unterschied in der Belastungsart und -Intensität auch bei langandauernder Bewegung: Eine 6–stündige gemütliche Radtour erfordert erfahrungsgemäß weniger Insulinreduktion bzw. Kohlenhydratzufuhr als ein Umzug gleicher Dauer in den 4. Stock!
- Messen Sie den Blutzucker kurz vor dem Sport und berücksichtigen Sie, wie lange die letzte Mahlzeit her ist. Auch wenn Sie bereits Insulin reduziert haben, können noch zusätzliche schnellwirkende Kohlenhydrate erforderlich sein.
- Sorgen Sie für ausreichende Flüssigkeitszufuhr.

Blutzuckerkontrollen auch während der körperlichen Belastung?

Nutzen Sie Pausen zum Testen, besonders wenn Sie noch wenig Erfahrung mit der Auswirkung der Bewegung haben. Essen Sie bei Bedarf rechtzeitig zusätzliche Kohlenhydrate.

Blutzucker auch nach körperlicher Aktivität überwachen!

Die Messungen nach der Belastung zeigen Ihnen, ob Ihre Maßnahmen richtig waren. Denken Sie an die Sportnachwirkung. Bedenken Sie, dass nicht auf das Blutzuckermessen verzichtet werden kann, auch wenn Sie mehrfach Erfolg mit Ihren Anpassungsmaßnahmen hatten. Keine Situation gleicht völlig der anderen.

12.4 Beispiele für Zusatz-BE

Nicht immer lässt sich körperliche Bewegung so vorplanen, dass eine Veränderung der Insulindosierung rechtzeitig vorgenommen werden kann. In diesem Fall ist es erforderlich, den Blutzucker zu testen und je nach Wert zusätzliche Kohlenhydrate zuzuführen.

Wenn Sie noch wenig Erfahrung haben, probieren Sie folgende Faustregel aus:

Pro 30 Minuten Aktivität mittlerer Intensität 1 BE essen.

Geeignet sind schnell resorbierbare BE: Obst, Fruchtsaft, Traubenzucker. Bei lang andauernder Anstrengung können auch langsamer resorbierbare BE sinnvoll sein, z. B. Müsliriegel, Brot, Schokoriegel.

Die folgende Aufstellung zeigt Beispiele für Zusatz-BE in Abhängigkeit von der Blutzuckerhöhe auf. Bitte bedenken Sie, ob Ihr aktueller Blutzucker ein Wert nach dem Essen (pp-Wert) ist, er also auch ohne Sport wieder absinken würde. Ein pp-Wert von 160 mg/dl vor der Bewegung erfordert ebenso zusätzliche Kohlenhydrate wie ein Nüchtern-Wert von 100 mg/dl!

Bewegung	BZ vorher	Zusatz-BE
leicht z. B. 1 Stunde Gehen, Kegeln, Radeln, leichte Hausarbeit	um 100 mg/dl (pp 160 mg/dl)*	1–2 BE
	über 150 mg/dl (pp 210 mg/dl)*	0-1 BE
mittel bis stark z. B. 1 Stunde Tennis, Joggen, Fußball, Keller entrümpeln, Garten umgraben	um 100 mg/dl (pp 160 mg/dl)*	2-4 BE
	150-190 mg/dl (pp 210-240 mg/dl)*	1-2 BE
	über 200 mg/dl (pp über 250 mg/dl)*	0-1 BE
*pp = postprandial (nach der Mahlzeit)		

Tab. 12: Beispiele für Zusatz-BE

Wenn Sie untrainiert sind: Essen Sie lieber etwas mehr als zu wenig! Die Trainierten unter Ihnen werden diese Tipps vielleicht als übertrieben ansehen. Sie sind lediglich als Anhaltspunkte gedacht und müssen individuell verändert werden.

12.5 Insulinverminderung bei körperlicher Bewegung

Bei planbarer körperlicher Belastung sollten Sie Ihre Insulindosierung vorher auf die Bewegung abstimmen. Bitte überlegen Sie sich, welches Insulin zum Zeitpunkt des Vorhabens wie stark wirken wird und verändern Sie die Dosis entsprechend.

Vielfach wird empfohlen, Sport zum Zeitpunkt auslaufender Insulinwirkung zu treiben, z. B. am frühen Abend, wenn sowohl die Morgendosis des Verzögerungsinsulins als auch der Mittagsbolus nur noch wenig wirken (bei Schema 2 × VI, ☞ Abb. 7a). Bedenken Sie aber, dass Sie dann in einen Insulinmangel hineingeraten können und der Blutzucker in diesem Falle unter Bewegung ansteigen kann.

Berücksichtigen Sie auch den zeitlichen Abstand zwischen Bolusspritze und körperlicher Bewegung und die Wirkeigenschaften ihres Insulins:

- **Wenn Sie ein Insulinanalogon verwenden:** Reduzieren Sie Ihren Mahlzeitenbolus, wenn die geplante Aktivität bis zu **2** Stunden nach der Insulininjektion stattfindet.

- **Wenn Sie Normalinsulin verwenden:** Reduzieren Sie Ihren Mahlzeitenbolus, wenn die geplante Aktivität bis zu **3** Stunden nach der Insulininjektion stattfindet.

Findet die Bewegung später statt, ist die Zufuhr von Sport-BE sinnvoller. Andernfalls haben Sie durch die Insulinreduktion zu lange erhöhte Blutzuckerwerte.

Wenn Sie nach dem Sport Blutzuckeranstiege beobachten, haben Sie wahrscheinlich zu viel Insulin reduziert. In seltenen Fällen kann es nach sehr erschöpfendem Sport (Stresshormonausschüttung) zu erhöhten Werten kommen. Oft ist die Ursache nicht gleich zu ermitteln. Deshalb nicht vorschnell den Blutzucker korrigieren, sondern den Verlauf beobachten.

Trotz Insulinreduktion können noch Zusatz-BE erforderlich sein. Eine Kombination beider Maßnahmen ist im Hinblick auf den größeren Kohlenhydratbedarf bei starker körperlicher Anstrengung sogar sehr anzuraten.

Alle nun folgenden Beispiele können nur Anhaltspunkte sein. Überprüfen Sie die Richtigkeit Ihres Vorgehens durch sorgfältige Blutzuckermessungen. Jeder Diabetiker reagiert anders!

Beispiele für Insulinverminderung bei Kurzzeitaktivität (1–2 Stunden)

Nach dem Frühstück

- Verringern Sie das Bolusinsulin morgens um 30–50 %.
- Dosieren Sie evtl. auch den Mittagsbolus etwas vorsichtiger.

Nach dem Mittagessen

Verringern Sie den Mitagsbolus mindestens um 50 %. Vorsicht, Unterzuckerungsgefahr! Das Verzögerungsinsulin vom Morgen kann noch stark wirken (besonders bei Schema mit 2 × VI).

Am späten Nachmittag

- Eine Insulinreduktion vor Sport ist nicht sinnvoll, wenn zwischen Sport und Mittagsmahlzeit mehrere Stunden liegen. Essen Sie je nach Blutzuckerlage Zusatz-BE. Achtung (bei Schema 2 × VI), der Blutzucker kann ansteigen, wenn Sie in der Insulinversorgungslücke Sport treiben! Falls notwendig, spritzen Sie vorher 1–2 E kurzwirkendes Insulin.
- Dosieren Sie den nachfolgenden Essensbolus etwas niedriger.

Nach dem Abendessen

- Verringern Sie den Abendbolus um 30–50 %.
- Verringern Sie das Verzögerungsinsulin am späten Abend um 10–25 %.
- Vergessen Sie nicht, vor dem Schlafengehen den Blutzucker zu messen und evtl. Zusatz-BE zu essen.

Beispiele für Insulinverminderung bei Langzeitaktivität

Tagestour (z. B. Fahrradtour, Skilanglauf, Wandern) oder andere ganztägige Aktivität (z. B. Umzug, Gartenarbeit, Hausputz, Renovierung):

- Tagsüber benötigen Sie 30–50 % weniger Verzögerungsinsulin.
- Bolusinsulin zu den Mahlzeiten um 50 % reduzieren.
- Essen Sie mehr Kohlenhydrate und trinken Sie viel.

- Verringern Sie das Verzögerungsinsulin zur Nacht um ca. 30–50 %.
- Messen Sie unbedingt vor dem Schlafengehen den Blutzucker.
  – Sind Zusatz-BE notwendig? Unterschätzen Sie nicht den Blutzuckerabfall durch das Auffüllen der Glykogenspeicher.
- Unerfahrene sollten auch nachts um 3.00 Uhr den Blutzucker testen.
- Dosieren Sie das Insulin auch am nächsten Morgen noch vorsichtig.

Über mehrere Tage anhaltende Belastung (z. B. Ski-Reise, neue Berufstätigkeit mit starker körperlicher Belastung):

- Verringern Sie Verzögerungs- und kurzwirkendes Insulin wie bei der Tagestour. Denken Sie daran, dass der Insulinbedarf noch weiter absinken kann.
- Essen Sie wesentlich mehr Kohlenhydrate, denn Sie haben einen höheren Energiebedarf. Behalten Sie die Insulinverminderung entsprechend Ihren Blutzuckerwerten bei, bis sich die Belastung wieder ändert. Denken Sie an die Sportnachwirkung!

12.6 Sport – immer gesund?

Wie man Unter- und Überzuckerungen durch Sport vorbeugen kann, lässt sich lernen. Sind deshalb alle Sportarten für Diabetiker geeignet?

Sie sollten selbst entscheiden, ob Sie eine Sportart wählen, bei der Sie sich (und andere!) im Falle einer schweren Unterzuckerung gefährden.

Als besonders gesund für Lungen und Herz-Kreislauf-System gelten Ausdauersportarten wie z. B. Laufen, Schwimmen und Radfahren. Für die Verbesserung der körperlichen Leistungsfähigkeit sinnvoll ist ein regelmäßiges, möglichst mehrmals wöchentliches Training, dessen Dauer und Anstrengung langsam gesteigert werden kann. Tipps zum Trainingsaufbau erhalten Sie bei Sportvereinen und durch Fachliteratur.

Wenn Sie Folgeerkrankungen haben, fragen Sie ihren Arzt, welche körperliche Aktivität für Sie unbedenklich ist. So sollte man bei frischen Einblutungen am Augenhintergrund oder wenn eine Laserbehandlung bevorsteht z. B. Hopsen, Springen und Kraftübungen vermeiden.

12.7 Eine Sportvereinigung für Diabetiker: Die IDAA Deutschland

Diabetiker als Medaillengewinner in Leichtathletik, als Profis in Fußball- oder Hockeymannschaften und als Teilnehmer an extremen Sportwettbewerben wie der Hawaii-Ironman (3,8 km Schwimmen, 180 km Radfahren und ein Marathonlauf hintereinander) zeigen, dass sogar erfolgreicher Leistungssport trotz Diabetes möglich ist.

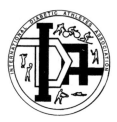

Abb. 21: Das Logo der IDAA

Als Informationsorgan und Interessenvertretung Sport treibender Diabetiker wurde 1990 die deutsche Sektion der IDAA (International Diabetic Athletes Association) gegründet. Freizeitsportler sind der IDAA ebenso willkommen wie Leistungssportler.

Die IDAA veranstaltet Kongresse und Sportveranstaltungen, fördert den Erfahrungsaustausch zwischen Diabetikern und gibt eine Sportzeitschrift heraus. Wenn Sie Tipps benötigen oder selbst Anregungen geben wollen, wenden Sie sich an die Geschäftsstelle der IDAA Deutschland (Adresse siehe Anhang).

Ich teste mich selbst

Fragen zum Thema „Sport und körperliche Aktivität"

Antworten ☞ Anhang Seite 164

1. Körperliche Aktivität verringert den Insulinbedarf

   a) bereits vor der Aktivität
   b) während der Aktivität und kurz danach
   c) während der Aktivität und mehrere Stunden danach

2. Sport führt sicher zum Absinken des Blutzuckers (BZ)

   a) bei normalen BZ-Werten und normaler Insulindosis
   b) bei hohen BZ-Werten und viel Harnazeton
   c) bei normalen BZ-Werten und reduzierter Insulindosis
   d) immer

3. Bei geplanter Langzeitaktivität sollte man

   a) vorher den BZ und evtl. Harnazeton testen
   b) vorher nur das Insulin reduzieren, ohne mehr zu essen
   c) nur mehr Kohlenhydrate vor und während der Aktivität essen
   d) sowohl Insulin reduzieren als auch mehr Kohlenhydrate essen

4. Wenn Sie 1,5 Stunden nach dem Abendbrot eine starke körperliche Anstrengung (2 Std.) planen, sollten Sie

   a) den BE-Faktor zum Abendbrot verringern
   b) vor dem Zubettgehen den BZ testen
   c) das Nachtinsulin reduzieren

5. Ich esse um 12.00 Uhr zu Mittag, will von 15.30 bis 17.30 Uhr Tennis spielen und dann Abendbrot essen. Folgendes wäre dann sinnvoll:

   a) den Mittagsbolus reduzieren
   b) die Basis morgens reduzieren
   c) bei normalem BZ 1 BE vor dem Tennis essen
   d) bei normalem BZ 2–4 BE vor dem Tennis essen
   e) nach einer Stunde Pause machen, BZ testen und je nach BZ noch etwas essen

6. Ein untrainierter Diabetiker
   a) sollte bei Sport mehr Insulin reduzieren
   b) sollte bei Sport weniger Insulin reduzieren
   c) ist bei Sport besonders unterzuckerungsgefährdet
   d) sollte erst einmal probieren, wie er Sport ohne Veränderungen bei Insulin und Ernährung schafft.

13 Schwangerschaft und Empfängnisverhütung

13.1 Schwangerschaft

Heute können Diabetikerinnen wie jede andere Frau gesunde Kinder zur Welt bringen.

Zwar gilt die Schwangerschaft aufgrund des Diabetes als Risikoschwangerschaft. Wenn Sie jedoch eine sehr gute Blutzuckereinstellung erreichen, ist das Risiko für Komplikationen bei Mutter und Kind gering.

Planung der Schwangerschaft

Es gilt heute als gesichert, dass erhöhte Blutzuckerwerte Hauptursache für Komplikationen bei Mutter und Kind sind. Auch Frauen ohne Diabetes haben in der Schwangerschaft niedrigere Blutzuckerwerte. Sorgen Sie daher rechtzeitig für eine gute Stoffwechsellage, d.h. schon mehrere Wochen vor der Schwangerschaft soll der HbA1c im oberen Normbereich sein. Wenn Sie bereits in einer Basis-Bolus-Therapie geschult sind, haben sie die besten Voraussetzungen für die hohen Anforderungen an die Blutzuckereinstellung. Wenn nicht, ist jetzt der Zeitpunkt gekommen, diese Therapie in einer Schulung zu erlernen. Bei unzureichenden Werten sollte der (vorübergehende) Einsatz einer Insulinpumpe erwogen werden. Setzen Sie die Verhütungsmittel erst dann ab, wenn der HbA1c normal ist. So senken Sie das Risiko einer Missbildung in der Frühschwangerschaft. Übrigens: bei regelmäßigem Zyklus kann man mit Hilfe der Basaltemperaturmessung die Befruchtung feststellen. Fragen Sie Ihren Gynäkologen danach.

Ebenso empfiehlt es sich, vor der Schwangerschaft die Nierenwerte, den Blutdruck und den Augenhintergrund kontrollieren zu lassen. Liegen Netzhautveränderungen mit Gefäßneubildungen (proliferative Retinopathie) vor, sollte eine Laserbehandlung bereits vor der Schwangerschaft erfolgen. Erhöhte Blutdruckwerte sollten ebenfalls vorher gesenkt werden.

Bei Diabetikerinnen mit bereits vorhandenen diabetischen Folgeerkrankungen ist das Risiko für Mutter und Kind wesentlich größer. Wenn Sie betroffen sind und trotzdem ein Kind möchten, besprechen Sie sich mit Ihren Ärzten und wägen Sie das Für und Wider ab.

Sie sind unerwartet schwanger geworden? Dann sorgen Sie umgehend für eine gute Blutzuckereinstellung und lassen Sie alle notwendigen Kontrollen durchführen. Dadurch vermindern Sie mögliche Risiken wie Fehl- und Frühgeburt, Nierenbeckenentzündungen, Schwangerschaftshochdruck, Übergröße des Kindes (Makrosomie), vermehrte Fruchtwasserbildung und verzögerte Lungenreifung.

> Anforderungen an die Blutzuckereinstellung während der Schwangerschaft:
> - BZ vor dem Essen: zwischen 60 und 90 mg/dl,
> - BZ 2 Std. nach dem Essen: bis 120 mg/dl.
>
> Der HbA1c soll im Normbereich für Nichtdiabetiker liegen.

Ärztliche Betreuung während der Schwangerschaft

Zusätzlich zur gynäkologischen Betreuung lassen Sie sich möglichst in einem Diabeteszentrum von einem erfahrenen Diabetesarzt betreuen. Rechnen Sie mit zweiwöchentlichen, ab der 30. Woche mit ein- bis zweiwöchentlichen Kontrollterminen.

Bei der Geburt sollte ein Kinderarzt dabei sein. Überlegen Sie mit Ihren Betreuern, welche Klinik für die Entbindung geeignet ist.

Unterzuckerungen – keine Gefahr für das Kind

Mütterliche Unterzuckerungen schaden dem Kind nicht, da es über eigene Zuckerreserven verfügt. Natürlich sollten Sie bei Ihren Bemühungen um eine sehr gute Blutzuckereinstellung schwere Unterzuckerungen vermeiden.

Dafür ist eine engmaschige Blutzuckerkontrolle hilfreich. Zusätzliche Kohlenhydrate benötigen Sie bei Blutzuckerwerten unter 60 mg/dl.

Diabetologe	Frauenarzt	Augenarzt
HbA1c	Ultraschall	Augen-hintergrund
Blutdruck	Blut- und Urin-untersuchungen	
Urin auf Mikroalbumine	Gewicht	
Untersuchung auf Wassereinlagerung im Gewebe	Aufzeichnung der kindlichen Herztöne (CTG)	
	Funktionsuntersuchung der Mutterkuchengefäße	

Tab. 13: Untersuchungen während der Schwangerschaft

Der Insulinbedarf ändert sich

Während im ersten Drittel der Schwangerschaft meist etwas weniger Insulin benötigt wird, steigt der Bedarf ab zweitem Drittel an. Ursache ist die Bildung von Schwangerschaftshormonen, die die Wirkung des Insulins herabsetzen. Oft wird bis kurz vor der Entbindung die doppelte Menge an Insulin benötigt. Unter der Geburt vermindert sich der Bedarf drastisch. Direkt nach der Entbindung sind oft nur wenige Einheiten Insulin notwendig. Nach 1–2 Wochen pendelt sich der Bedarf auf die Dosis vor der Schwangerschaft ein. Stillende Diabetikerinnen müssen die Dosis meist etwas reduzieren.

Durch sorgfältige Anpassung der Insulindosis (☞ S. 61) wird es Ihnen gelingen, die Blutzuckerwerte niedrig zu halten. Gelegentliche „Ausrutscher" werden Sie trotz allem Bemühen in Kauf nehmen müssen.

Durch die niedrigen Blutzuckerspiegel vermeiden Sie, dass das Kind überflüssigen Blutzucker zu Fett umbildet und so zu groß und zu dick wird (Makrosomie). Solche Kinder können oft nur mit Kaiserschnitt entbunden werden. Außerdem besteht bei schlechter Blutzuckereinstellung das Risiko für eine Frühgeburt und Organunreife. Hat die Mutter kurz vor der Geburt erhöhte Blutzuckerwerte, kann es nach Durchtrennung der Nabelschnur zur vorübergehenden Unterzuckerung des Kindes kommen, verursacht durch den zu hohen Insulinspiegel des Kindes.

Glücklicherweise wird die moderne Medizin mit den meisten Komplikationen fertig. Sie sind aber auf der sicheren Seite, wenn Sie alles tun, um Risiken zu vermeiden.

Ernährung

Empfohlen wird eine ballaststoff- und kohlenhydratreiche Ernährung. Vermeiden Sie unnötig hohe Blutzuckeranstiege nach dem Essen, indem Sie die Kohlenhydratmenge auf 4–6 Mahlzeiten verteilen.

Bitte beachten Sie den erhöhten Eiweißbedarf (täglich 20 g Eiweiß zusätzlich). Eiweißhaltige Nahrungsmittel sind Milch- und Milchprodukte, Fisch und Fleisch. Bevorzugen Sie fettarme Nahrungsmittel. Denken Sie auch an den Mehrbedarf an Eisen und Calcium (in Käse, Milch- und Milchprodukten und Fleisch) und Vitaminen (in Gemüse und Obst). Besprechen Sie mit Ihrem Gynäkologen, ob eine zusätzliche Gabe von Jod-, Folsäure- oder Eisentabletten erforderlich ist.

Ganz verzichten sollten Sie auf Rauchen und Alkohol. Essen Sie nicht „für zwei", aber auch nicht zu wenig. Normalerweise beträgt die Gewichtszunahme bis zum Ende der Schwangerschaft 10–13 kg.

Entbindung

Bei komplikationsloser Schwangerschaft wird eine normale Entbindung zum errechneten Zeitpunkt angestrebt. Selten ist eine vorherige stationäre Aufnahme erforderlich. Bei Gefährdung des Kindes oder der Mutter wird ein Kaiserschnitt durchgeführt.

Stillen

Alle Mütter werden heute zum Stillen ermutigt, weil es die körperlich-seelische Entwicklung des Kindes unterstützt. Auch Sie können Ihr Kind stillen, es sei denn, dass gesundheitliche Gründe dagegen sprechen. Viele von uns betreute Mütter berichten, dass der Insulinbedarf in der Stillzeit etwas niedriger ist als vor der Schwangerschaft (Stillen ist körperliche Anstrengung).

Was tun, wenn ...

- **... die Blutzuckerwerte morgens immer zu hoch sind?**

Besprechen Sie mit Ihrem Diabetesarzt, ob Sie das Problem durch eine zusätzliche nächtliche Insulininjektion oder durch die Insulinpumpe in den Griff bekommen können.

- **... die Blutzuckerwerte vor dem Essen gut sind, aber nach dem Essen zu hoch ansteigen (besonders nach dem Frühstück)?**

Verlängern Sie den Spritz-Ess-Abstand, wählen Sie ballaststoffreiche Kohlenhydrate, und/oder ändern Sie die BE-Verteilung, z. B. anstatt 4 + 1 BE zum ersten und zweiten Frühstück auf 3 + 2 BE.

- **... der Blutdruck während der Schwangerschaft steigt?**

Ihr Diabetesarzt wird mit Ihnen die Behandlung besprechen, z. B. Ruhe, evtl. Einnahme von Medikamenten, die dem Kind nicht schaden.

- **... Sie Wassereinlagerungen (Ödeme) z. B. in Füßen, Beinen, Händen oder Gesicht feststellen?**

Ohne gleichzeitige Eiweißausscheidung im Urin und erhöhten Blutdruck sind Ödeme harmlos. Informieren Sie sicherheitshalber Ihren Diabetesarzt. Hilfreich kann es sein, die Flüssigkeitszufuhr auf 1 l am Tag sowie die Kochsalzaufnahme auf 4–5 g täglich einzuschränken.

- **... Schwangerschaftsübelkeit ihre Insulinanpassung behindert?**

Besprechen Sie mit Ihrem Diabetesarzt, wie Sie mit dem Essensinsulin verfahren, z. B. erst nach dem Essen spritzen, oder die Dosis halbieren und die 2. Hälfte nach Verschwinden der Übelkeit nachspritzen.

- **... ein Harnwegsinfekt auftritt?**

Zur Vermeidung einer Nierenbeckenentzündung wird der Arzt ein in der Schwangerschaft unschädliches Antibiotikum verordnen.

13.2 Empfängnisverhütung

Alle empfängnisverhütenden Methoden haben bekanntlich ihre Vor- und Nachteile. Bevor Sie sich zu einer bestimmten Methode entschließen, sollten Sie als Diabetikerin in Ihre Entscheidung folgende Gesichtspunkte einbeziehen:

- Bietet die Methode ausreichend Sicherheit?
- Ist die Methode für mich als Diabetikerin geeignet?
- Welche Nebenwirkungen hat die Methode?
- Wird die Methode von beiden Partnern akzeptiert?

Im Folgenden haben wir die wichtigsten Methoden beschrieben. Bitte lassen Sie sich von Ihrem Diabetesarzt und Ihrem Gynäkologen beraten und wägen Sie das Für und Wider sorgfältig ab.

Zur Sicherheit der Methoden

Der Tab. 14 können Sie die Sicherheit der von Ihnen bevorzugten Methode bei korrekter Anwendung entnehmen.

Zuverlässigkeit	Methode	Versagerquote*
sehr hoch	Sterilisation	0,02
	Pille	0,1 – 0,4
hoch	Spirale	0,5 – 3,5
mittelmäßig	Mini-Pille	2 – 3
	Diaphragma	2 – 7
	Kondom	3,5 – 7
	Eisprung-Test (Urin-Selbsttestung auf Hormone)	6
unzuverlässig	natürliche Familienplanung (Temperatur- und Zervixschleimbeobachtung)	10 – 23
	Scheidenzäpfchen	10 – 36

* Anzahl ungewollter Schwangerschaften pro 100 Frauen/Jahr. Das bedeutet: Wenn 100 Frauen diese Methode 1 Jahr lang anwenden, entspricht die Zahl der ungewollten Schwangerschaften der „Versagerquote".

Tab. 14: Sicherheit einiger Verhütungsmethoden bei korrekter Anwendung (modifiziert nach Deparade 1998)

Was muss man bei der Pille beachten?

Die Pille unterdrückt den Eisprung und verändert die Gebärmutterschleimhaut und den Gebärmutterschleim, so dass das Ei sich nicht einnisten kann. Durch längerfristige Einnahme können auch bei Nichtdiabetikerinnen Nebenwirkungen auftreten wie:

- Gerinnselbildung z. B. in einem Gefäß des Herzens (Gefahr von Herzinfarkt) oder in den Venen (Gefahr von Beinvenenthrombose),
- Bluthochdruck,
- Stimmungsveränderungen (z. B. depressive Verstimmungen),
- Stoffwechselbeeinflussung (Gewichtszunahme, Erhöhung von Blutzucker und Blutfetten),
- Entwicklung oder Zunahme von Migräne.

Deshalb ist die Pille nicht empfehlenswert für

- Frauen über 35 Jahre,
- Raucherinnen,
- Frauen mit Bluthochdruck,
- Frauen mit erhöhten Blutfettwerten,
- Frauen mit Thrombose oder Embolie in der Vorgeschichte.

Wenn bei Ihnen die oben genannten Risiken nicht zutreffen und Sie auch keine diabetischen Folgeerkrankungen an Augen oder Nieren haben, ist die Einnahme geeigneter Präparate über einen nicht zu langen Zeitraum möglich.

Als geeignet werden Pillen der so genannten „2. Generation" angesehen. Ihr Arzt wird Sie diesbezüglich beraten. Mini-Pillen sind nicht empfehlenswert, weil sie täglich exakt zur selben Zeit eingenommen werden müssen, damit eine sichere Verhütung gewährleistet ist.

Was muss man bei der Spirale beachten?

Das Intra-Uterin-Pessar (IUP, ☞ Abb. 22), kurz Spirale genannt, muss vom Frauenarzt korrekt angepasst werden. Dazu kann die Gebärmutter mit Ultraschall ausgemessen und danach die passende Form und Größe der Spirale ausgewählt werden. Entzündungen kann man durch korrektes Anpassen des IUP und Abschneiden des Fädchens vorbeugen. Die modernsten kupferhaltigen Spiralenmodelle sind inzwischen so gut verträglich, dass die für die Spirale früher so typischen Nebenwirkungen wie Entzündungen und längere, schmerzhafte Regelblutungen selten geworden sind. Diabetikerinnen wird deshalb heute eher die Spirale als die Pille empfohlen.

Die empfängnisverhütende Wirkung entsteht durch die Veränderung des Gebärmutterschleims durch das Kupfer.

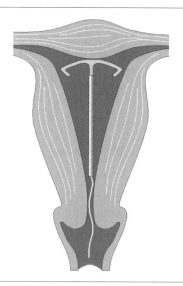

Abb. 22: Das Intra-Uterin-Pessar (Spirale) [L157]

Was muss man beim Diaphragma beachten?

Das Diaphragma (☞ Abb. 23) ist eine elastische Gummikappe, die, mit einer samenabtötenden Salbe bestrichen, von der Benutzerin vor den Muttermund geschoben wird. Es wird vom Frauenarzt individuell angepasst. Die korrekte Handhabung muss von der Frau geübt werden. Auch in Beratungsstellen wie z. B. Pro Familia können Sie sich über das Diaphragma informieren, es anpassen lassen und das Einlegen unter Anleitung üben.

Das Diaphragma wird kurz vor dem Geschlechtsverkehr eingelegt und darf erst nach 8 Stunden entfernt werden.

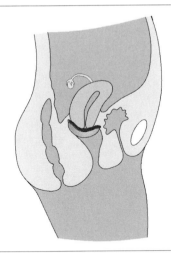

Abb. 23: Korrekter Sitz eines Diaphragmas vor dem Muttermund [L157]

Wie sicher sind natürliche Methoden der Familienplanung?

Bei der natürlichen Familienplanung versucht die Frau, durch Beobachtung des Zyklus die fruchtbaren Tage zu ermitteln (Knaus-Ogino-Methode, Beurteilung des Gebärmutterschleims, Messung der Basaltemperatur). Leider ist die Zuverlässigkeit dieser Methoden nicht groß, da z. B. Zyklusschwankungen oder Infekte die Beobachtung des Zyklus erschweren. Da Diabetikerinnen ihre Schwangerschaft planen sollten, sind die natürlichen Methoden wegen ihrer Unsicherheit nicht empfehlenswert.

Seit Ende 1997 gibt es einen neuen Test zur Bestimmung des Eisprungs durch Selbstmessung von Hormonkonzentrationen im Urin mit Hilfe von Teststreifen. Die Auswertung erfolgt mittels eines Handmonitors. Die Versagerquote ist nicht so hoch wie bei den herkömmlichen natürlichen Methoden der Familienplanung, reicht aber nicht an die Sicherheit von Spirale und Pille heran (☞ Tab. 14).

Für wen ist die Sterilisation zu empfehlen?

Die Sterilisation ist nur zu empfehlen, wenn ganz sicher kein Kinderwunsch mehr besteht. Der Eingriff ist beim Mann einfacher als bei der Frau.

14 Folgeerkrankungen des Diabetes

Nach längerer Diabetesdauer kann es zu diabetesbedingten Folgeerkrankungen kommen, wenn die Blutzuckerwerte langfristig hoch gelegen haben. Diese Erkrankungen betreffen die kleinen Blutgefäße (Mikroangiopathie, vor allem Nieren und Augenhintergrund) und die Nerven. Aber auch Erkrankungen der großen Gefäße (Makroangiopathie) kommen bei Diabetikern häufiger vor. Sie erhöhen das Risiko für Herzinfarkt und Schlaganfall. Diabetesbedingte Folgeerkrankungen können sich nur zurückbilden, wenn man sie im Anfangsstadium erkennt und dann den Blutzucker normalisiert. Wenn die Schädigung fortschreitet, kann sie sich nicht mehr zurückbilden, sondern nur noch durch eine geeignete Therapie zum Stillstand kommen. Die beste Vorbeugung gegen Folgeerkrankungen besteht darin, den Blutzucker jeden Tag immer wieder möglichst nahe an den normoglykämischen Bereich zu führen. Ebenso wichtig ist es, einen erhöhten Blutdruck zu behandeln und nicht zu rauchen. Durch eine angepasste Insulintherapie lässt sich der HbA1c-Wert nahe am Normbereich halten (☞ S. 13), was das Risiko für Folgeerkrankungen erheblich verringert. In den ersten fünf Diabetesjahren treten fast nie Folgeerkrankungen auf.

14.1 Erkrankung des Augenhintergrunds (Retinopathie)

Es kommt zunächst unbemerkt zu Veränderungen (Aussackungen, Blutungen) an den kleinen Gefäßen (☞ Abb. 24, 1, 2). Bei Fortschreiten der Erkrankung kommt es zu größeren Blutungen (5) und Ablagerungen von Fett oder Eiweiß (3). Die Erkrankung kann in ein Stadium übergehen, in dem neue Gefäße entstehen (proliferative Retinopathie, 6), die schließlich in den Glaskörper des Auges hineinwachsen und einbluten. Bei proliferativer Retinopathie oder bei Veränderungen im Zentrum der Netzhaut (Makulaödem, 8) sollte eine Laserbehandlung des Augenhintergrunds (4) erfolgen. Dadurch kann ein Fortschreiten der Erkrankung über lange Zeit verhindert werden, wenn auch die Blutzuckerwerte normalisiert werden. Nach einer Zeit schlechter Blutzuckereinstellung

(HbA1c über 8,5 %) sollte eine schnelle Normalisierung des Blutzuckers nicht erfolgen, wenn behandlungsbedürftige Veränderungen des Augenhintergrunds (Blutungen, Gefäßneubildungen) vorliegen. Dies könnte zu einer Verschlechterung des Augenbefundes führen. In diesem Fall sollte vor der Normalisierung des Blutzuckers zuerst die Augenbehandlung (z. B. Lasertherapie) abgeschlossen werden. Während der Behandlung sollte der Blutzuckerzielwert erhöht bleiben (z. B. 160 mg/dl). Im fortgeschrittenen Stadium kann noch eine Augenoperation (Vitrektomie) helfen, die Erblindung zu verhindern. Es ist daher wichtig, einmal pro Jahr den Augenarzt aufzusuchen, um Veränderungen frühzeitig zu erkennen und eine notwendige Laserbehandlung rechtzeitig vornehmen zu lassen. Wenn Veränderungen am Augenhintergrund vorliegen, wird der Augenarzt zu häufigeren Kontrolluntersuchungen raten.

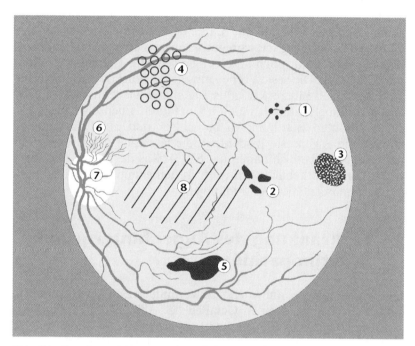

Abb. 24: Der Augenhintergrund und Formen der diabetischen Netzhauterkrankung [L157]
    1 einzelne Gefäßaussackungen (Mikroaneurismen), Punktblutungen
    2 kleine Blutungen
    3 weiches Exsudat (Ablagerung von Eiweiß)
    4 Narben einer Laserbehandlung
    5 große, flächige Blutung
    6 Gefäßsprossung
    7 „blinder Fleck": Nerven- und Gefäßaustrittspunkt
    8 Zone des Scharfsehens (Macula)

14.2 Nierenerkrankung (Nephropathie)

Die Nephropathie ist die gefährlichste Folgeerkrankung, da sie im fortgeschrittenen Stadium ohne Dialyse (Blutwäsche) zum Tode führt. Da nahe-normale HbA1c-Werte das Risiko der Nephropathie drastisch verringern, sollte jeder Betroffene von Anfang an versuchen, seine HbA1c-Werte möglichst nahe am Normbereich zu halten. Etwa 40 % aller Typ-1-Diabetiker tragen das Risiko für eine diabetische Nierenerkrankung in sich. Liegt nach ca. 20 Jahren noch keine Schädigung der Nieren vor, so ist das Risiko für eine noch später auftretende diabetische Nierenerkrankung bei guter Stoffwechselführung gering.

Man kann heute die diabetische Nierenerkrankung sehr früh erkennen, nämlich bereits dann, wenn die Eiweißausscheidung im Urin nur geringfügig erhöht ist (Mikroalbuminurie: zwischen 20–200 mg/l oder zwischen 30–300 mg in 24 Stunden). Die Mikroalbuminurie kann heute im Labor einfach bestimmt werden. Möglich ist auch eine weniger genaue Selbstmessung mit Hilfe von Teststreifen (z. B. Micral-Test II). Albuminwerte können sich auch durch kurzfristige körperliche Einflüsse erhöhen (z. B. Sport, schlechte Stoffwechsellage, Harnwegsinfekte: dann sollte das Albumin nicht bestimmt werden). Man spricht erst dann von einer Mikroalbuminurie, wenn 2 von 3 Urinproben unter normalen Testbedingungen positiv sind. Die Mikroalbuminurie kann sich durch Blutzucker- und Blutdrucknormalisierung, durch Nichtrauchen sowie durch eine Normalisierung der Eiweißmenge in der Ernährung (☞ S. 49) wieder zurückbilden.

Bei Werten über 200 mg/l oder über 300 mg in 24 Stunden spricht man von einer „offenen Proteinurie". Sie bildet sich nicht mehr zurück. Eine gute Therapie kann jedoch eine weitere Verschlechterung der Nierenfunktion noch über lange Zeit verhindern und die Dialyse hinauszögern.

14.3 Nervenerkrankung (Neuropathie)

Die Neuropathie tritt am häufigsten als Empfindungsstörung an beiden Füßen auf (verminderte Temperaturempfindung, Schmerzempfindung). Es kann zu Missempfindungen kommen, zum Gefühl von Pelzigkeit, Taubheit oder Spannung. Auch Nervenschmerzen sind möglich. Anhand eines Stimmgabeltestes kann man das Vibrationsempfinden und hierüber die diabetesbedingte Nervenerkrankung gut feststellen (☞ Abb. 25).

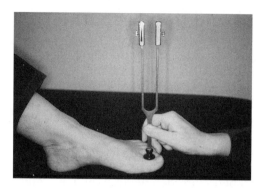

Abb. 25: Stimmgabeltest zur Überprüfung des Vibrationsempfindens

Liegt eine Nervenerkrankung an den Füßen vor, so sind die Füße durch unbemerkte Verletzungen, die sich entzünden können, besonders gefährdet (☞ S. 135). Bei langfristig schlechter Stoffwechsellage kann die Nervenerkrankung viele Körperorgane betreffen (z. B. Magen und Darm). Die diabetesbedingte Impotenz (☞ S. 130) beruht ebenfalls meist auf einer Nervenerkrankung. Auch bei Frauen kann die sexuelle Funktion durch eine Nervenerkrankung beeinträchtigt werden (evtl. Verringerung der Erregbarkeit, Vaginaltrockenheit. Bei Vaginaltrockenheit helfen Gleitgele oder -cremes, z. B. Femilind). Die beste Therapie der diabetesbedingten Nervenerkrankung ist die Normalisierung des Blutzuckers.

14.4 Schäden an den großen Gefäßen (Makroangiopathie)

Bei Menschen mit Diabetes kommt es nach längerer Diabetesdauer schneller zu Schäden an den großen Gefäßen, was das Risiko für Herzinfarkte, Schlaganfälle und Durchblutungsstörungen der Beine erhöht. Diese Veränderungen sind weniger vom Blutzucker abhängig als von Störungen des Fettstoffwechsels und vom erhöhten Blutdruck. Vorbeugende Maßnahmen dagegen sind eine gesunde Lebensführung, d. h. eine gesunde Ernährung, Nikotinverzicht und körperliche Aktivität.

14.5 Folgeerkrankungen vorbeugen

- **Gute Blutzuckereinstellung**

Versuchen Sie immer wieder, einen HbA1c-Wert zu erreichen, der möglichst nahe an der Obergrenze für Menschen ohne Diabetes liegt (etwa 6 %, ☞ S. 14). Vermeiden Sie längere Phasen mit sehr hohen Blutzuckerwerten.

- **Gesunde Lebensführung:**

Ernähren Sie sich gesund, d. h. fettarm, kohlenhydrat- und ballaststoffreich, und bleiben Sie in Bewegung. Gehen Sie liebevoll mit Ihrem Körper um.

- **Zusätzliche Risiken vermeiden:**

Achten Sie besonders auf Bluthochdruck und auf Fettstoffwechselstörungen. Werden Sie Nichtraucher (☞ S. 132).

- **Vorsorgeuntersuchungen**

Die folgende Aufstellung zeigt Ihnen, was Sie regelmäßig untersuchen lassen sollten. Achten Sie selbst darauf, dass Ihr Arzt es nicht vergisst. Der blaue Gesundheits-Pass Diabetes der Deutschen Diabetes Gesellschaft, in den Sie Ihre Untersuchungsergebnisse eintragen lassen können, gibt Ihnen eine gute Orientierung (☞ Abb. 26). Den Gesundheits-Pass Diabetes erhalten Sie beim Deutschen Diabetiker Bund oder Kirchheim-Verlag.

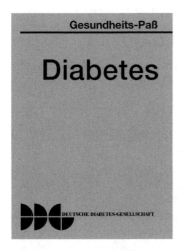

Abb. 26: Gesundheits-Pass Diabetes

> **Kontrolluntersuchungen zur Prüfung auf diabetische Folgeerkrankungen**
>
> Wenn noch keine Folgeerkrankungen vorliegen, einmal jährlich:
>
> 1. Untersuchung des Augenhintergrundes beim Augenarzt,
> 2. Nieren-Untersuchung: Bestimmung der Albuminauscheidung im Urin,
> 3. Nerven-Untersuchung: Untersuchung der Füße mit der Stimmgabel,
> 4. Gründliche körperliche Untersuchung mit Blutdruck, Bestimmung der Blutfette, Untersuchung der Fußpulse. Regelmäßige Untersuchung der Füße auf Hornhautbildungen und Verletzungen (bei jedem Arztbesuch).
>
> Falls bereits Folgeerkrankungen vorliegen, besprechen Sie die Häufigkeit der Kontrollen mit Ihrem Arzt.

14.6 Sexualität und Impotenz

Der Diabetes kann die sexuelle Beziehung auf mehrfache Weise belasten:

- Allgemein verringert eine schlechte gesundheitliche Verfassung die Lust zu sexuellen Kontakten.
- Die ständige Kontrolle des Diabetes wird im sexuellen Beieinander als Belastung der Spontaneität erlebt.
- Die durch diabetische Folgeerkrankungen an Nerven und Gefäßen evtl. entstehende Impotenz des Mannes beeinträchtigt die sexuellen Erlebensmöglichkeiten für beide Partner.
- Diabetische Nervenschäden können bei Frauen zu verringerter Erregbarkeit und Scheidentrockenheit führen.

Wer mit seinem Diabetes zurechtkommt und eine gute Stoffwechsellage erreicht, wird auch im sexuellen Bereich weniger Probleme haben. Speziell in Bezug auf den Verlust von Spontaneität spielen oft irrationale Auffassungen über die menschliche Sexualität eine Rolle: Sex muss spontan und ungeplant sein, muss immer klappen, darf keine Unterbrechung erfahren usw. Diese Vorstellungen entsprechen auch für Nichtdiabetiker nicht der Realität und sie führen zu vielen sexuellen Störungen. Man sollte sich prüfen, ob solche Vorstellungen die Schwierigkeiten mitbedingen. Viele Probleme lassen sich im Gespräch mit dem Partner/der Partnerin lösen. Schafft man das nicht allein, kann man sich bei professionellen Beratern Hilfe holen.

14.6 Sexualität und Impotenz

Ein besonderes Problem ist die durch Folgeerkrankungen des Diabetes (mit-)bedingte Erektionsschwäche des männlichen Gliedes, der in den meisten Fällen eine diabetesbedingte Nervenschädigung zugrunde liegt. Auch der Umgang mit diesem Problem ist in erster Linie ein Thema, das mit der Partnerin gemeinsam gelöst werden sollte. Denn oft ist die Partnerin mit der verbliebenen Potenz zufrieden, wenn das (sexuelle) Miteinander insgesamt positiv verläuft. Zur Sexualität gehört – Männer haben da oft falsche Vorstellungen – vor allem Aufmerksamkeit, Zärtlichkeit und Geduld.

Nach langer Diabetesdauer ist die Erektionsschwäche als Folgeerkrankung ebenso häufig wie Schäden an Augen und Nieren. Es ist sehr selten, dass die Erektionsschwäche als einzige Folgeerkrankung besteht. Die diabetesbedingte Erektionsschwäche entwickelt sich langsam über Jahre und ist weitgehend unabhängig von der Situation, in der der sexuelle Kontakt erfolgt. Schwankt die sexuelle Potenz stark in Abhängigkeit von der Situation, spricht dies mehr für seelische Ursachen. Bei einer plötzlich auftretenden Erektionsschwäche muss zuerst geprüft werden, ob auch ein neu eingenommenes Medikament die Ursache sein könnte (z. B. einige blutdrucksenkende Medikamente, Lipidsenker, Psychopharmaka).

Der Fachmann für die Behandlung der organischen Impotenz ist der Urologe. Wenn man Hilfe sucht, sollte man sich vorher umhören, welcher Urologe für eine Therapie der Erektionsschwäche besonders kompetent ist. Folgende Therapiemöglichkeiten bestehen:

- Verschiedene Hilfsmittel, um die Erektion zu verbessern (z. B. Erektionsring, Vakuumpumpe).

- Schwellkörper-Autoinjektionstherapie (SKAT): Es wird vor dem Geschlechtsverkehr eine kleine Menge eines Medikaments in den Schwellkörper gespritzt. Damit wird die Erektion wieder erreicht, die Injektion ist nicht schmerzhaft. Wichtig ist aber, dass die Dosis des Medikaments genau mit dem Urologen abgestimmt wird, da es sonst durch zu lange Erektionen zu Gefäßschäden kommen kann.

- Implantation einer Penisprothese: Operation bei größeren Nerven- oder Gefäßschäden. Probleme sind Nebenwirkungen und psychische Akzeptanz der Prothese. Diese Therapie verbleibt als Möglichkeit, wenn die anderen Therapien keinen ausreichenden Erfolg haben.

- Neu (seit 1998) ist die Therapie mit dem Wirkstoff Sildenafil (Handelsname „Viagra"). Er hemmt den Abbau der Erektion, wenn der Mann erregt ist. Nach der Einnahme der Tablette wirkt Viagra bei etwa 60 % der Betroffenen über bis zu vier Stunden erektionsfördernd. Es müssen allerdings Gegenanzeigen beachtet werden. Vor allem dürfen nicht gleichzeitig nitrathaltige Herzmedikamente eingenommen werden. Fragen Sie bitte Ihren Arzt. Weiterentwicklungen dieses Medikaments mit weniger Nebenwirkungen werden voraussichtlich ab 2000 zugelassen werden.

Medikamente zur Verbesserung der Erektion müssen seit 1998 privat bezahlt werden.

14.7 Nichtrauchen halbiert die Risiken

Wer raucht, weiß meistens, dass er damit seine Risiken für viele Erkrankungen erhöht. Er nimmt diese Risiken bei seiner Entscheidung für das Rauchen in Kauf. Als Diabetiker sollten Sie sich besonders gut überlegen, ob Sie rauchen, denn Sie erhöhen dadurch drastisch – das beweisen viele Studien – Risiken für Folgeerkrankungen an den Gefäßen.

Die Grundlage dafür, mit dem Rauchen aufzuhören, ist eine klare Entscheidung, von nun an nicht mehr zu rauchen. Wenn das für Sie feststeht, kann Sie nichts davon abbringen. Die Entzugserscheinungen dauern – wenn überhaupt – nur wenige Tage, und sie merken sehr schnell, was Sie alles gewinnen. Ihre Umgebung gewöhnt sich daran und viele werden Sie insgeheim bewundern.

Wenn Sie sich das alles von vornherein klarmachen und gar nicht anfangen, mit Ihrem scheinbaren Verzicht zu hadern, wird es schnell selbstverständlich, nicht mehr zu rauchen. Sie werden sich freier fühlen, weil Sie Ihren Tag nicht mehr nach Rauchpausen einteilen. Dass es schwer ist, mit dem Rauchen aufzuhören, sagen vor allem die, die nicht aufhören wollen. Fragen Sie einmal ehemalige Raucher, ob es wirklich so schwer war! Als Nichtraucher können Sie genauso viel genießen wie vorher – oder noch mehr. Vielleicht nehmen Sie etwas an Gewicht zu. Das ist eine gesunde Körperreaktion. Wenn Sie zu viel zunehmen, können Sie das irgendwann genauso konsequent angehen wie das Rauchen. Denn Sie wissen ja: wenn Sie sich klar entscheiden und danach handeln, können Sie etwas verändern.

Es werden viele Hilfsmöglichkeiten angeboten, mit dem Rauchen aufzuhören: Broschüren (Literaturhinweise ☞ S. 166), Kurse, Akupunktur, Medikamente. Alles kann Ihnen helfen, aber nichts davon ersetzt Ihre eigene Entscheidung. Fangen Sie ein neues Leben als Nichtraucher an und genießen Sie die neue Freiheit! Tun Sie es für sich selbst und für niemanden sonst. Einfach weil es intelligenter ist.

14.8 Achten Sie auf Ihren Blutdruck

Etwa 20 % der erwachsenen Bevölkerung hat einen Bluthochdruck, Diabetiker sind noch häufiger betroffen. Darüberhinaus können Diabetiker auch als Folge der diabetesbedingten Nierenschädigung einen Bluthochdruck entwickeln. Ein unbehandelter Bluthochdruck kann die großen und kleinen Blutgefäße schädigen. Zusammen mit Diabetes steigt das Risiko für Folgeerkrankungen stark an.

Jeder Diabetiker sollte deshalb seinen Blutdruck kennen. Nutzen Sie Ihre Arzttermine, um den Blutdruck messen zu lassen. Achten Sie dabei darauf, dass Sie vor der Messung ca. fünf Minuten ruhig gesessen haben, da Sie sonst falsche Messwerte erhalten könnten. Ein Bluthochdruck liegt vor, wenn wiederholt Werte über 140/90 mm Hg gemessen werden. Mit einer 24-Stunden-Messung kann man diese Diagnose sichern. Manche Menschen haben nämlich nur in Gegenwart ihres Arztes einen erhöhten Blutdruck („Weißkittel-Effekt").

Ein Bluthochdruck entsteht meist allmählich und verursacht über viele Jahre keine Beschwerden. Menschen mit Bluthochdruck sollten daher lernen, wie sie selbst den Blutdruck messen können. Ein Blutdruck-Messgerät kann von Ihrem Arzt verordnet werden. Sprechen Sie mit Ihrer Krankenkasse, ob sie die Kosten (100 bis 200 DM) übernimmt. Geeignet sind vor allem Geräte, die den Blutdruck am Oberarm messen, da hierbei die Messung stets in Herzhöhe erfolgt. Optimal ist es, zweimal täglich zu messen, beachten Sie auch hier eine Ruhezeit von ca. 5 Minuten vor der Messung. Das erste Mal sollten Sie morgens vor Einnahme der Blutdruckmedikamente messen. Für die zweite Messung kann man einen ruhigen Moment am Abend nutzen. Das Ziel einer guten Blutdruckbehandlung ist ein Wert unter 120/80 mmHg bei der Selbstmessung. Besprechen Sie die Werte mit Ihrem Arzt, damit die Blutdruckbehandlung immer auf Ihre aktuellen Bedürfnisse angepasst werden kann.

Weitere Tipps für Menschen mit Bluthochdruck:

- Wenn Sie übergewichtig sind, hilft eine Gewichtsabnahme bei der Blutdruckbehandlung.
- Regelmäßige Bewegung führt langfristig zu besseren Blutdruckwerten.
- Eine kochsalzarme Ernährung kann evtl. die Wirkung Ihrer Medikamente unterstützen.

(Literaturhinweis zum Thema Bluthochdruck ☞ S. 166)

15 Pflege der Füße

Gesunde Füße sind etwas Wunderbares. Ist es nicht unglaublich, wie lange einen die Füße durch das Leben tragen? Was sie alles verkraften: schwere Lasten, extreme Temperaturen, Verletzungen, Einengungen – und immer wieder erholen sie sich, verrichten ihre Arbeit, genießen die Pausen, die wir Ihnen gönnen. Sie haben es verdient, dass wir sie gut behandeln und ihnen das Leben leicht und angenehm machen. Besonders dann, wenn sie nicht mehr ganz gesund sind. Der Diabetes kann leider auch noch die Füße belasten. Er erhöht die Risiken dafür, dass es zu Leistungseinschränkungen, Schmerzen oder Entzündungen kommen kann. Deswegen sollten Sie auch kleine Verletzungen an den Füßen viel ernster nehmen, als Menschen es ohne Diabetes tun müssten.

15.1 Sind meine Füße überhaupt gefährdet?

Meine Füße sind besonders gefährdet, wenn:
- ich nicht genau weiß, ob bei mir Nerven- oder Durchblutungsstörungen vorliegen,
- bei mir eine diabetische Nervenschädigung (Neuropathie) erkannt wurde,
- ich an Durchblutungsstörungen der Beine leide (sog. Schaufensterkrankheit oder arterielle Verschlusskrankheit – AVK),
- an meinen Füßen Fehlstellungen der Zehen oder Gelenke bestehen,
- ich bereits eine schlecht heilende Wunde unter dem Fuß hatte,
- bei mir schon eine Amputation erforderlich war.

Wenn etwas davon für Sie zutrifft, dann sollten Sie dieses Kapitel unbedingt weiterlesen.

Bei Nervenschäden (☞ S. 127) und Durchblutungsstörungen (☞ S. 128) sind Ihre Füße einem besonders hohen Risiko ausgesetzt. Das Temperatur- und Schmerzempfinden ist vermindert. Man spürt kleine Druckstellen, Blasen oder Verletzungen nicht mehr rechtzeitig, im schlimmsten Fall überhaupt nicht mehr. Man kann so den ganzen Tag mit einem kleinen Steinchen im Schuh gehen, ohne zu merken, dass dieses die Haut aufscheuert. Sind erst einmal kleine Verletzungen entstanden, können sich Entzündungen und Wunden entwickeln, die bei besonders schlechter Stoffwechselführung schlecht heilen. Bei nicht sachgerechter Behandlung kann aus einem solchen diabetischen Fußgeschwür durch Ausdehnung der Infektion in die Tiefe über Nacht eine diabetische Gangrän entstehen, bei der im Extremfall sogar eine Amputation nötig werden kann. Nicht die Durchblutungsstörungen sind hierfür in erster Linie verantwortlich, sondern die schlechte Wahrnehmung aufgrund der Nervenschädigung: Man bewertet eine gefährliche Infektion als harmlos, weil sie nicht wehtut.

Bei ca. 80 % der Amputationen sind es harmlose Verletzungen, die den „Stein ins Rollen" gebracht haben. Nur eine gewissenhafte und tägliche Fußinspektion kann sicherstellen, dass Katastrophen vermieden werden, je eher, desto besser! Bei Nervenschäden können Sie sich nicht mehr auf Ihr Gefühl verlassen.

Kommen zu den Nervenschäden noch Durchblutungsstörungen hinzu, sind Ihre Füße einem doppeltem Risiko ausgesetzt: die Wundheilung auch kleinster Verletzungen ist erschwert, Entzündungen können sich im abwehrgeschwächten Gewebe rascher ausbreiten. Aber: Durchblutungsstörungen sind auch für Diabetiker keine schicksalhafte Entwicklung, mit der sie sich abfinden müssen. Heute gibt es Möglichkeiten, verengte oder verstopfte Blutgefäße wieder zu öffnen oder zu umgehen, damit die Füße wieder ausreichend mit Blut versorgt werden.

Haben Sie dennoch einmal Pech mit Ihren Füßen, und es wird Ihnen bei einer ausgeprägten Infektion zu einer Amputation geraten, dann ziehen Sie in jedem Fall die „Amputations-Notbremse":

Holen Sie sich eine zweite ärztliche Meinung (möglichst Fußzentrum oder Fußambulanz), bevor Sie einer Amputation zustimmen. Keine Amputation ohne Angiographie (Gefäßdarstellung)!

Durch besondere Vorsicht und sachgerechte Pflege der Füße können Sie Komplikationen vermeiden.

Vorbeugen von Komplikationen:
- regelmäßig die Füße kontrollieren,
- richtige Pflege der Füße,
- gutes Schuhwerk.

Wenn Sie sicher sind, dass Ihre Füße völlig gesund sind (bei guter Stoffwechselführung besteht lange Zeit keine Gefahr), brauchen Sie keine besonderen Vorsichtsmaßnahmen beachten. Dann können Sie z. B. auch barfuß gehen. Sie sollten allerdings nicht vergessen, dass Sie ein erhöhtes Risiko haben, auch wenn jahrelang keine Probleme aufgetreten sind. Es ist besser, wenn man als Diabetiker mit seinen Füßen pfleglich umgeht.

15.2 Regelmäßig die Füße kontrollieren

Besteht eine diabetesbedingte Nervenerkrankung der Füße (Sensibilitätsverlust), sollten Sie Ihre Füße am besten täglich prüfen. Augen und Hände müssen jetzt die Nerven an den Füßen ersetzen.

Betrachten Sie täglich Ihre Füße

Sorgen Sie für gute Lichtverhältnisse und setzen Sie sich bequem hin. Wenn Sie nicht so beweglich sind, stellen Sie einen Vergrößerungsspiegel (Rasierspiegel) auf die Erde und betrachten Sie Ihre Füße von allen Seiten. Wenn Sie nicht mehr so gut sehen können, bitten Sie jemand anders, Ihre Füße anzusehen.

> Achten Sie auf:
> - Hautverfärbungen (rot, dunkel),
> - kleine Verletzungen, Wunden,
> - Hornhaut, Schwielen,
> - Hühneraugen,
> - trockene, rissige Haut,
> - Blasen,
> - Fußpilz,
> - eingewachsene, verdickte, weiß oder gelb verfärbte Fußnägel.

Oft werden kleine Wunden an den Füßen nicht ernst genommen. Man denkt, was nicht wehtut, kann ja nicht so schlimm sein. Scheuen Sie sich nicht, auch mit kleinen Verletzungen zum Arzt zu gehen. Spätestens bei Wunden mit geröteter Umgebung, Schwellung, Eiter, Fieber oder neu aufgetretenen Schmerzen benötigen Sie rasch ärztliche Hilfe.

Kontrollieren Sie täglich Ihre Schuhe

Bevor Sie Ihre Schuhe anziehen, untersuchen Sie mit den Händen das Innere Ihrer Schuhe auf kleine Nägel. Entfernen Sie Sand oder kleine Steinchen. Achten Sie darauf, dass benötigte Einlegesohlen glatt sind und keine Falten bilden. Passen Sie auch darauf auf, dass das Innenfutter nicht zerschlissen ist oder Falten bildet.

15.3 Richtige Fußpflege

Waschen der Füße

Wir empfehlen Ihnen, beim Waschen der Füße folgende Hinweise zu beachten:

- Die Füße sollen täglich gewaschen werden.
- Die Wassertemperatur sollte 37 °C nicht übersteigen. Überprüfen Sie die Temperatur mit einem Thermometer, denn mit zu heißem Wasser können Sie sich die Füße verbrühen.
- Fußbäder sollen nur 3 Minuten dauern, längere Fußbäder weichen die Haut auf, so dass sie verletzlich und rissig wird. Pilze und Bakterien können leichter eindringen.
- Benutzen Sie ein milde Seife, z. B. rückfettende Seifen, Kernseife oder grüne Seife. Die beliebten pH-neutralen Seifen trocknen die Haut aus. Wenn Ihre Haut sehr empfindlich ist, kann sie durch parfümierte Seife zusätzlich gereizt werden.
- Wenn Sie möchten, benutzen Sie einen weichen Waschlappen. Bürsten oder Massagehandschuhe sind ungeeignet, da sic dic Haut zu stark aufrauen, es kann zur Gewebsschädigung kommen.
- Trocknen Sie Ihre Füße, besonders zwischen den Zehen, gründlich ab. Bei feuchten Zehen-Zwischenräumen entsteht leicht Fußpilz.
- Cremen Sie trockene, spröde oder rissige Haut mit einer Fettcreme ein, aber bitte nicht zwischen den Zehen! Da die Fettcreme dort schlecht einzieht, besteht die Gefahr, dass die Haut aufweicht. Sie bildet dann einen guten Nährboden für Pilze und Bakterien. Empfehlenswert sind insbesondere Cremes mit relativ geringem Wasseranteil, ohne Konservierungsstoffe, ohne Duftstoffe und einem Harnstoffanteil von maximal 5 %.
- Wenn Ihre Füße leicht schwitzen, ist es wichtig, ein Aufweichen der Haut zu verhindern. Waschen Sie, wenn möglich, Ihre Füße

mehrmals täglich und wechseln Sie gleichzeitig die Strümpfe. Benutzen Sie keine aggressiven Produkte, die die Haut reizen, z. B. Talkum, Puder, anregende Fußsprays oder Deodorants.

Pflege der Zehennägel

Die Zehennägel schützen unsere Zehen vor Verletzungen. Sie reagieren empfindlich auf Störungen und Verletzungen. Wir müssen ihnen Raum geben und sie durch Pflege in guter Funktion halten. Leider sind es meist nur Frauen, die auf ihr Äußeres achten und ihre Zehennägel zu einer Zierde der Füße werden lassen. Wie sollten Sie Ihre Nägel pflegen?

- Die Nägel sollen mit der Zehenkuppe gerade abschließen. Sind die Nägel zu kurz, wachsen sie sehr schnell ein.
- Benutzen Sie zum Kürzen Ihrer Nägel eine Sandpapierfeile oder eine abgerundete Diamantfeile. Mit Scheren, Nagelzangen, spitzen Nagelfeilen oder Nagelknipsern können Sie sich leicht verletzen. Die Nägel sollen gerade anstatt rund gefeilt werden, mit einer kleinen Abrundung an den Ecken.
- Die Behandlung eingewachsener Zehennägel soll nur vom Fachmann (Arzt/Fußambulanz) durchgeführt werden.

Beseitigung von Hornhaut

Mit Hornhaut will der Körper die Füße vor Belastung und Verletzungen schützen. Menschen, die viel barfuß gehen, bilden mehr Hornhaut. Aber diese Selbsthilfe des Körpers hat auch Nachteile: Verdickte Hornhaut drückt auf gesundes Gewebe und kann Blasen und Verletzungen verursachen, die man von außen nicht bemerkt. Hornhaut wird mit der Zeit rissig, so können Keime und Bakterien in das Innere des Fußes eindringen und Entzündungen hervorrufen. Wie lässt sich Hornhaut entfernen?

- Am besten geeignet für die Hornhautentfernung ist der Bimsstein. Benutzen Sie ihn bei jeder Fußwäsche. So können Sie verdickte Hornhaut entfernen und verhindern deren Neuentstehung. Vermeiden Sie Rasierklingen, Hornhautraspeln, Hornhauthobel, raue oder grobe Feilen, denn sie erhöhen die Verletzungsgefahr erheblich.
- Anschließend wird die Haut eingecremt, um die Füße geschmeidig zu halten.

- Verdickte Hornhaut ist immer die Folge von Druck. Forschen Sie nach der Ursache! Tragen Sie keine drückenden Schuhe. Bei Fußfehlformen benötigen Sie vielleicht orthopädische Schuhe. Sprechen Sie mit Ihrem Arzt.

Entfernung von Hühneraugen

Hühneraugen sind ebenfalls Hornhaut, die sich durch starken Druck von außen nach innen verdickt. Sie entstehen vor allem außen am kleinen Zeh, sind aber auch zwischen den Zehen möglich. Sie können schmerzhaft sein. Wie lassen sie sich entfernen?

- Am besten geeignet für die Entfernung der Hühneraugen sind Bimsstein und Feile. Entfernen Sie damit nach der Fußwäsche vorsichtig die Hornhaut um das Hühnerauge herum. Der Kern wird sich nach einiger Zeit heben, haben Sie Geduld! Benutzen Sie keine Hühneraugentinktur oder Hühneraugenpflaster, sie enthalten stark ätzende Substanzen, die auch gesunde Haut angreifen. Wegen der Verletzungsgefahr sind auch Scheren, Pinzetten und Rasierklingen ungeeignet!

- Benutzen Sie keine Druckstellenpflaster oder Ballenpflaster, es können neue Druckstellen entstehen.

- Auch Hühneraugen sind immer Folge von Druck. Forschen Sie nach der Ursache. Tragen Sie keine zu engen Schuhe.

Behandlung von Fußpilz

> Der Fußpilz schädigt durch Riss- und Schuppenbildung die Haut und bildet damit Eintrittspforten für Bakterien. Somit können sich im Rahmen einer Pilzinfektion begleitende, größere bakterielle Infektionen entwickeln.

Fußpilz entsteht leicht zwischen den Zehen. Man kann ihn sich z. B. in Badeanstalten oder Gemeinschaftsduschen holen. Da der Fußpilz unangenehmes Jucken verursacht und die Haut angreift, sollte er so behandelt werden, dass er ganz verschwindet.

- Die Haut ist gerötet, nässt und juckt, es bilden sich kleine Hautschuppen. Ziehen Sie nicht die Hautschuppen ab, Sie können dabei leicht die gesunde Haut einreißen.

- Lassen Sie sich von Ihrem Hausarzt ein Medikament gegen Fußpilz (antimykotisches Spray, Flüssigkeit oder Salbe) verschreiben und behandeln Sie den Fuß nach Vorschrift.

- Wechseln Sie täglich das Handtuch und die Strümpfe, und kochen Sie sie (das geht nur mit Baumwollstrümpfen).
- Desinfizieren Sie Ihre Schuhe.
- Wenn Sie den Fußpilz nicht mehr sehen, sollten Sie die Behandlung noch ca. 4 Wochen weiterführen, um auch die Sporen zu vernichten.

Was Sie selber bei Verletzungen tun können

Auch wenn Sie sehr auf Ihre Füße achten, kann es zu einer Verletzung kommen. Dann können Bakterien in den Fuß eindringen und Infektionen verursachen. Normalerweise schmerzt das. Aber mit einer geschwächten Wahrnehmung ist es möglich, eine Verletzung zu übersehen. Deswegen ist es bei diabetesbedingten Nervenerkrankungen so wichtig, die Füße regelmäßig genau zu betrachten.

- Desinfizieren Sie kleine Wunden mit einem sterilen Tupfer und einem farblosen Antiseptikum.
- Decken Sie die Wunde mit einem trockenen, sterilen Tupfer ab, und befestigen Sie ihn mit einem hautfreundlichen Pflaster.
- Verwenden Sie keine Wundsalben. Ausnahme: auf Anordnung des Arztes.
- Scheuen Sie sich nicht, auch mit kleinen Verletzungen und Veränderungen zum Arzt zu gehen. Spätestens bei Wunden mit geröteter Umgebung, Schwellung, Eiter, Fieber oder neu aufgetretenen Schmerzen benötigen Sie rasch ärztliche Hilfe!

Gutes Schuhwerk und Strümpfe

Gute Schuhe und Strümpfe sind angenehm für die Füße. Sie schützen sie und erlauben Atmung und freie Bewegung. Viele Verletzungen entstehen allein durch ungeeignete Schuhe, auch falsche Strümpfe können Probleme verursachen.

- Die Schuhe sollen Ihren Füßen, einschließlich der Zehen, ausreichend Platz in der Höhe, Breite und Länge lassen.
- Bevorzugen Sie weiches Oberleder. Gummi und Plastik begünstigen das Entstehen von Fußpilz.
- Die Schuhsohle soll nicht zu biegsam sein, da sonst Ihr Vorfuß zu stark belastet wird.

- Die Schuhe sollten seitlich nicht stark verdrehbar sein und guten Halt um die Ferse geben.
- Der Absatz sollte nicht höher als 5 cm sein. Schuhe ohne Absatz oder mit speziell tiefer Ferse sind oft ungeeignet, da der Vorfuß eventuell zu stark belastet wird.
- Kontrollieren Sie die Schuhe auf dicke Nähte oder Ösen, sie können Druckstellen verursachen.
- Die Innensohle soll nicht unterbrochen sein.
- Das Futter soll nicht eingerissen sein.
- Sandalen sind ungünstig, sie schützen den Fuß nur wenig und sie begünstigen Hornhautbildung an den Fersen. Auch Clogs (Holzpantoffeln) sind ungeeignet. Sie begünstigen ebenfalls eine vermehrte Hornhautbildung an den Fersen, und zusätzlich kann der Fuß beim Gehen nicht richtig abrollen.
- Kaufen Sie Ihre Schuhe am späten Nachmittag, meist sind die Füße dann etwas dicker als morgens.
- Neue Schuhe müssen eingelaufen werden: Tragen Sie sie am Anfang nur eine halbe Stunde täglich.
- Strümpfe sollte man täglich wechseln und waschen.
- Vermeiden Sie Strümpfe mit festem Gummizug, sie vermindern die Durchblutung und führen zum Anschwellen der Füße.
- Tragen Sie nur Strümpfe, die keine dicken Nähte haben. Es können sonst Druckstellen entstehen.
- Die Strümpfe sollen richtig passen: wenn sie zu groß sind, legen sie sich in Falten, und es können ebenfalls Druckstellen entstehen.

Was Sie noch beachten sollten

- Gehen Sie, wenn Sie Empfindungsstörungen an den Füßen haben, möglichst nicht barfuß, denn Sie könnten sich unbemerkt verletzen. Wenn Barfußgehen für Sie ein besonderer Genuss ist: Tun Sie es mit Verstand und nicht zu lange - vielleicht an einem gepflegten Strand - achten Sie auf Gegenstände, die Sie verletzen können, und kontrollieren Sie sicherheitshalber einmal mehr.
- Schützen Sie Ihre Füße vor Sonnenbrand.

15.3 Richtige Fußpflege

- Haben Sie kalte Füße? Dann können Sie warme Wollsocken tragen (auch nachts im Bett). Riskieren Sie keine Verbrennungen: Wärmen Sie nicht Ihre Füße in heißem Wasser, an der Heizung, dem Kamin, mit einer Heizdecke, einem Heizkissen oder mit einer Wärmflasche!
- Regelmäßige Fußgymnastik hält die kleinen Gelenke beweglich und kann gegen kalte Füße helfen.
- Regelmäßiges Eincremen der Füße hält die Haut geschmeidig, und sie fühlt sich gut an.
- Rauchen Sie? Wie Sie wissen, vermindert Rauchen zusätzlich die Durchblutung Ihrer Füße. Können Sie aufhören?
- Sind Sie selber nicht in der Lage, Ihre Füße zu pflegen, suchen Sie sich eine medizinische Fußpflegerin und informieren Sie sie über Ihren Diabetes.

> Hoffentlich haben wir Ihnen mit den vielen Hinweisen, was alles bei den Füßen schief gehen kann, nicht zu viel Angst gemacht. Das Thema Amputation ist nicht gerade erfreulich. Wir wollen Ihnen mit unseren Informationen helfen, Ihre Füße gesund zu halten und sich an Ihnen zu erfreuen. Barfuß laufen (Vorsicht) oder mit bequemen, weichen und leichten Schuhen einen Spaziergang draußen in der Natur – was gibt es Schöneres? Und dann hinterher die Füße auszuruhen, zu entspannen, zu massieren, zu baden, einzucremen, das Lammfell der Hausschuhe zu spüren ...

Ich teste mich selbst

 Fragen zum Thema „Fußpflege"

Antworten ☞ Anhang S. 164

1. Wie häufig sollen die Füße bei vorhandener neuropathischer Veränderung kontrolliert werden?

   a) täglich
   b) wöchentlich
   c) monatlich

2. Wie lange sollte ein Fußbad maximal dauern?

   a) 1 Minute
   b) 3 Minuten
   c) 5 Minuten
   d) 10 Minuten

3. Wie lang sollen die Zehennägel sein?

   a) 1 mm kürzer als die Zehenkuppe
   b) mit der Zehenkuppe abschließen
   c) 1 mm länger als die Zehenkuppe

4. Womit sollen die Zehennägel gekürzt werden?

   a) Schere
   b) Nagelknipser
   c) Feile
   d) Nagelzange

5. Womit soll Hornhaut an den Füßen entfernt werden?

   a) Hornhautraspel
   b) Hornhauthobel
   c) Rasierklinge
   d) Bimsstein
   e) raue Hornhautfeile

6. Was ist die günstigste Tageszeit für den Schuhkauf?

   a) morgens
   b) mittags
   c) nachmittags

7. Was können Sie gegen kalte Füße tun?

   a) warme Wollsocken
   b) Wärmflasche
   c) Heizkissen
   d) Heizdecke
   e) Fußgymnastik
   f) heißes Fußbad

16 Diabetes in Alltagssituationen

16.1 Diabetiker auf Reisen

Menschen mit Diabetes können genauso reisen wie andere Menschen. Auch Reisen in extreme Klimazonen oder mit großen körperlichen Belastungen sind möglich, wenn der Diabetiker sich mit seinem Diabetes auskennt, wenn er alles Notwendige bei sich hat und keine größeren Fehler macht. Auf Seite 149 ist zusammengestellt, was Sie als Diabetiker auf Reisen mit sich führen sollten.

Die gefährlichsten Situationen sind die Entgleisung des Stoffwechsels in die Ketoazidose und die schwere Unterzuckerung. Durch ungewohnte Nahrung und veränderte körperliche Bewegung kann der Blutzucker, besonders auf Reisen, nicht immer im Normalbereich gehalten werden. Durch die Selbstkontrolle, die Insulinanpassung und durch die Zufuhr von Traubenzucker können unerwünschte Abweichungen jedoch immer wieder korrigiert werden, so dass Diabetiker Blutzuckerprobleme meist selbst bewältigen können. Zu Ihrer eigenen Sicherheit, besonders wenn Sie allein reisen, ist es nützlich, Diabetikerausweise bei sich zu führen, die Notfallhinweise auch in der Landessprache enthalten. Gehen Sie keine unnötigen Risiken ein. Bei Reisen mit Partnern sollten Sie auch Ihr Glukagon mitnehmen, damit Ihnen im Notfall einer schweren Unterzuckerung von einem Menschen Ihres Vertrauens schnell geholfen werden kann.

Ernährung

Es empfiehlt sich, den Kohlenhydratgehalt von Nahrungsmitteln und Gerichten in fernen Ländern vor einer Reise zu erkunden und entsprechende Tabellen mitzunehmen. Ansonsten muss man es vor Ort durch Selbstkontrollen austesten. Eine grobe Einordnung ist durch den Vergleich mit ähnlichen bekannten Nahrungsmitteln meist möglich. Wer sehr unsicher ist, kann mit Hilfe des Diabetes-Journals und des Deutschen Diabetiker Bundes andere Diabetiker finden, die diese Länder schon bereist haben.

Insulin

Das im Gebrauch befindliche Insulin wird wie sonst am Körper getragen (oder in Tasche, Rucksack), größere Mengen sollten sowohl vor starker Sonneneinstrahlung wie vor Frost geschützt werden (☞ S. 23). Sollte das Insulin tatsächlich verdorben sein, können Sie meist ein ähnliches Insulin im Land erwerben, mit dem Sie sich vorübergehend helfen können. Beachten Sie aber die Konzentration des Insulins! Führen Sie Insulin und Spritzen als Reserve mit, am besten auch Spritzen für die landesübliche Insulinkonzentration. Normalerweise gibt es im Laderaum eines Düsenflugzeugs keine Minustemperaturen. Sicherheitshalber sollten Sie jedoch das Insulin und alles, was Sie sonst für die Diabetestherapie benötigen, im Handgepäck bei sich führen (Diebstahl, Koffer kommen abhanden).

Flugreisen

Bei Interkontinentalreisen verändert sich die Tageslänge je nach Flugrichtung: Verlängerung bei Flügen in den Westen, Verkürzung in den Osten. Am einfachsten ist es, den Insulinbedarf für verkürzte Tage oder Extra-Stunden mit kurzwirkendem Insulin abzudecken, damit kein „Insulinloch" entsteht. Spritzen Sie etwa alle 3–4 Stunden kurzwirkendes Insulin für den basalen Insulinbedarf (zu dem jeweiligen Mahlzeiteninsulin dazu). Etwaige Ausrutscher des Blutzuckers haben Sie spätestens am Zielort bald wieder im Griff. Stellen Sie sich bei der Ankunft mit der Therapie gleich auf die Ortszeit um.

Besonderheiten im Urlaub

Ihr Insulinbedarf hängt wie zu Hause auch von Ernährung und Bewegung ab. Beachten Sie bitte, dass Sie bei längerfristigen sportlichen Aktivitäten (z. B. Skiurlaub, Bergwandern) evtl. alle Insulindosen drastisch reduzieren müssen (☞ S. 109), um unangenehme Unterzuckerungen zu vermeiden. Trotzdem müssen Sie dann oft noch mehr essen als sonst. Mit Hilfe der Selbstkontrolle lässt sich das gut abschätzen. Haben Sie einen körperlich anstrengenden Beruf und bewegen sich im Urlaub weniger, so erhöht sich der Insulinbedarf im Urlaub meist.

Große Hitze beschleunigt die Insulinwirkung im Körper, was zu unerwarteten Unterzuckerungen führen kann. Bedenken Sie auch die Gefahr schwerer Unterzuckerungen durch größere Mengen von Alkohol, seien Sie nicht leichtsinnig.

Probleme können auch durch Erkrankungen entstehen (☞ S. 84 und S. 86). Bei Infektionen mit Erbrechen/Durchfall verfahren Sie bitte wie dort beschrieben, ebenso bei einer Erhöhung der Insulindosen aufgrund von Fieber.

Was insulinspritzende Diabetiker bei Reisen ins Ausland mitnehmen sollten.

Handgepäck

- ausreichenden Insulinvorrat,
- Spritzen oder Pen mit mehreren Nadeln,
- Blutzucker- und Azeton-Teststreifen,
- evtl. Blutzuckermessgerät, Reservebatterien,
- Stechhilfe mit dazugehörigen Lanzetten,
- ausreichend Traubenzucker,
- Zwischenmahlzeiten, falls erforderlich,
- Diabetestagebuch,
- Glukagon,
- Diabetikerausweis in der Landessprache, evtl. SOS-Kapsel.

Hauptgepäck

- Spritzen oder Ersatz-Pen,
- evtl. Styropor-Box oder Thermosflasche, um das Insulin während der Fahrt und am Urlaubsort vor extremen Temperaturen zu schützen,
- BE-Tabelle,
- bei Bedarf Süßstoff, Notpaket (Salzstangen, Zwieback, schwarzer Tee),
- zusätzlich: Medikamente, Verbandsmaterial (sterile Tupfer, farbloses Desinfektionsmitel, Pflaster).

Bei Inlandsurlaub

Nehmen Sie die Versicherungskarte Ihrer Krankenversicherung mit, evtl. auch ein Rezept für Insulin.

Bei Auslandsurlaub

Setzen Sie sich mit Ihrer Krankenkasse in Verbindung. In vielen Ländern müssen Arzt-, Arznei- und Krankenhauskosten selbst bezahlt werden. Der Rücktransport eines Kranken in die Bundesrepublik wird von den Kassen nicht bezahlt (Reisekrankenversicherung abschließen? Ist Reisekrankenversicherung und Rücktransport evtl. über die Kreditkarte abgedeckt?).

16.2 Mit Diabetes im Krankenhaus

Wenn Sie einen Termin mit einem Krankenhaus vereinbaren, klären Sie bitte vorher mit dem zuständigen Arzt- und Pflegepersonal ab, wie Sie selbst Ihren Diabetes behandeln und welche Behandlung Sie im Krankenhaus wünschen. Wenn Sie dazu in der Lage sind, werden Sie wahrscheinlich selbst alles wie gewohnt weiterführen wollen (Selbstkontrollen, Injektionen). Wenn hierüber kein Einvernehmen zu erzielen ist, bitten Sie darum, einen für Diabetes zuständigen Arzt hinzuzuziehen.

Bei Operationen sollte in jedem Fall ein Facharzt, in der Regel ein Internist aus dem Krankenhaus, die Diabetesüberwachung übernehmen. Sprechen Sie vorher mit ihm. Wenn Sie den Eindruck haben, dass man sich wenig für Ihre Diabetesbehandlung interessiert und Ihre Bedürfnisse als Diabetiker ignoriert, dann sind Sie vielleicht nicht in der richtigen Klinik. Bitten Sie dann um ein Gespräch mit dem leitenden Arzt.

Wenn sich bei Ihrem Aufenthalt zeigt, dass sich das Personal nicht an die Vorabsprachen hält, weisen Sie darauf hin und versuchen Sie, berechtigte Interessen durchzusetzen. Klare Forderungen können Ihnen manchen Ärger ersparen. Konflikte gibt es oft über die Diät. Machen Sie deutlich, dass Sie in der Lage sind, über Ihre Ernährung selbst zu entscheiden. Vielleicht ist es leichter, wenn Sie Normalkost verlangen und davon auswählen.

Es ist wichtig, alles ins Krankenhaus mitzunehmen, was über Ihre gesundheitliche Situation als Diabetiker Auskunft gibt (z. B. Aufzeichnungen, Untersuchungsberichte, evtl. Röntgenaufnahmen) und was Sie zur Diabetesbehandlung brauchen. Dazu gehört auch der Traubenzucker in Griffweite Ihres Bettes.

Kommen Sie als „Notfallpatient" ins Krankenhaus, so können Sie meist vorher nichts planen und absprechen. Dann kann es in Bezug auf den Diabetes eher Probleme geben. Das Personal wird den Diabetes so in die Behandlung einbeziehen, wie es in dieser Station üblich ist. Das entspricht vielleicht nicht ganz Ihren Vorstellungen. Andererseits lässt sich der Blutzucker mit Insulin auf unterschiedliche Weise steuern, und Sie wissen ja, dass einzelne erhöhte Werte keine große Bedeutung haben. Erst einmal wird es wichtig sein, die Erkrankung zu behandeln, wegen der Sie eingewiesen wurden. Regen Sie sich über solche Abweichungen in der Diabetestherapie nicht unnötig auf. Sagen Sie, was Sie anders möchten und bitten Sie bei Konflikten darum, einen für Diabetes zuständigen Arzt hinzuzuziehen.

Auch niedergelassene Fachärzte kennen sich manchmal mit Diabetes nicht gut aus, wenn es nicht zu ihrem Fachgebiet gehört. Wenn Sie Ihren Diabetes selbst gut behandeln können, informieren Sie den Facharzt darüber und lassen Sie sich nicht durch gut gemeinte Ratschläge für den Diabetes irritieren. Fragen Sie den Arzt, mit dem Sie sonst Ihre Diabetesprobleme besprechen.

16.3 Sozialrechtliche Aspekte des Diabetes

Sonderrechte für Menschen mit Diabetes?

Diabetes kann in verschiedenen Bereichen zu Einschränkungen führen, die die Ausübung von Tätigkeiten behindern oder nicht erlauben, z. B. berufsmäßige Personenbeförderung. Neben Regelungen über die Rechte und Zugangsvoraussetzungen von Diabetikern gibt es sozialrechtliche Bestimmungen, die die Benachteiligung von Diabetikern verhindern sollen.

Solche Bestimmungen sind ein zweischneidiges Schwert: Einerseits sollen Diabetiker durch zusätzliche Hilfen gleiche Chancen wie Nichtdiabetiker erhalten, andererseits erfahren sie dadurch evtl. Diskriminierungen, denen alle Behinderten mehr oder weniger ausgesetzt sind. Ziel der Diabetestherapie heute ist es, jeden Diabetiker weitgehend selbständig und unabhängig zu machen, seine Leistungsfähigkeit zu erhalten und zu erweitern und ihn, möglichst ohne Sonderregelungen, in die Berufswelt zu integrieren. Nachteilsausgleiche sollten nicht bewirken, dass ein Diabetiker Verantwortung an andere übergibt, die er selbst tragen könnte. Viele Diabetiker haben Hemmungen, Rechte als Behinderte einzufordern.

Einige Regelungen wurden in der Zeit geschaffen, in der alle Diabetiker wegen ihrer konventionellen Insulintherapie feste Zeiten und Mahlzeiten einhalten mussten. Viele Einschränkungen aus dieser Zeit erweisen sich heute als nicht mehr notwendig, so dass jeder Diabetiker für sich prüfen sollte, wo für ihn trotz aller eigenen Bemühungen eine Benachteiligung verbleibt, für die er einen Ausgleich fordern kann. Evtl. muss er dafür Nachteile in Kauf nehmen, z. B. bei Bewerbungen. Diabetiker wollen in ihrer Leistungsfähigkeit anerkannt werden, und sie werden daher aus Gründen der eigenen Glaubwürdigkeit nicht Sonderrechte wegen geringfügiger Leistungsminderungen fordern.

Sozialrechtliche Regelungen beziehen sich vor allem auf die Berufstätigkeit von Diabetikern, speziell auf das Führen von Kraftfahrzeugen; Benachteiligungen beim Abschluss von Versicherungen sind ein weiterer Aspekt. Diese Themen können hier nur überblickartig dargestellt werden. Im konkreten Fall müssen sehr viele Rechte und Regelungen bedacht werden, die in den Bundesländern z. T. unterschiedlich gehandhabt werden und die sich im Laufe der Zeit verändern. Im Einzelfall sollte man einen Sozialexperten des Deutschen Diabetiker Bundes hinzuziehen.

Diabetes und Beruf

Aufgrund der Möglichkeit einer eigenverantwortlich gesteuerten flexiblen Insulintherapie bestehen heute kaum noch allgemein gültige Einschränkungen für die Berufswahl. Daher wird in allen Stellungnahmen für jeden Einzelfall eine individuelle Beurteilung aller Umstände gefordert. Die früher übliche Warnung vor bestimmten Berufen (z. B. Koch, Konditor) oder die Empfehlung einiger weniger Berufe als besonders „diabetikergeeignet" erweisen sich heute als ungerechtfertigte Bevormundungen. Berufe, deren Ausübung für Diabetiker in Deutschland nicht zugelassen wird, unterliegen in anderen Ländern z. T. keinen Beschränkungen. Jeder Diabetiker, der sich in seiner Berufsausübung zu Unrecht benachteiligt fühlt, sollte alle Rechtsmittel einsetzen, um eine faire Behandlung seines Einzelfalls zu erreichen.

Grundsätzlich sind all jene Berufe für Diabetiker problematisch, bei denen eine Gefährdung der eigenen Person oder anderer Menschen durch schwere Unterzuckerungen möglich ist:

- Arbeiten mit Absturzgefahr, z. B. Dachdecker, Hochbau,
  - berufliche Personenbeförderung, z. B. Taxi, Bus und das Führen von Flugzeugen,

16.3 Sozialrechtliche Aspekte des Diabetes

- verantwortliche Überwachungsfunktionen, z. B. Kontrolle im Luft- und Straßenverkehr,
- berufsmäßiger Waffengebrauch, z. B. Polizei, Militär,
- Arbeiten im Überdruck.

Nicht für alle diese Berufe existieren Gesetze oder Verordnungen, die Diabetikern diese Tätigkeiten verbieten. In den 1999 von der Deutschen Diabetes-Gesellschaft veröffentlichten „Empfehlungen zur Beratung bei Berufswahl und Berufsausübung von Diabetikern" wird darauf hingewiesen, dass es im Einzelfall durchaus möglich ist, unter geeigneten Bedingungen einen dieser Berufe trotzdem zu ergreifen oder ihn weiter auszuüben. Der Diabetiker sollte dabei vor allem in eigener Verantwortung nach genauer Abwägung aller Risiken entscheiden. Besonders wenn schwere Hypoglykämien oder z. B. fortgeschrittene Folgeerkrankungen ein Problem darstellen, ist eine sorgfältige Prüfung der individuellen Situation notwendig. Beratend sollten ihm ein Diabetologe und evtl. der Betriebsarzt zur Seite stehen. Ist die Ausübung eines Berufes nicht (mehr) möglich, so kann der Diabetiker nach den allgemein geltenden Regeln eine Umschulungsmaßnahme beantragen.

Für den öffentlichen Dienst, speziell die Verbeamtung, liegen Richtlinien des Bundesinnenministers vor, nach denen alle Diabetiker eingestellt werden können, deren Stoffwechselstörung auf Dauer gut einstellbar ist. Dies muss durch ein fachärztliches Gutachten belegt werden, wobei die Beurteilung der Qualität der Stoffwechselführung individuell erfolgen soll. Vom Wehrdienst sind Diabetiker freigestellt.

Schicht- und Akkordarbeit ist auch Diabetikern, besonders bei BBT, möglich. Die BBT erlaubt es ihnen, je nach Arbeitsbelastung und zeitlichen Rhythmen Insulindosen und Ernährung zu verändern. Schichtarbeit ist allerdings nur dann ohne Verschlechterung der Stoffwechsellage möglich – besonders bei häufig wechselnden Schichten – wenn der Diabetiker gut geschult ist und in der Lage ist, seine Insulintherapie den Schichtbedingungen anzupassen.

Bei Bewerbungen müssen Diabetiker nicht von sich aus auf den Diabetes hinweisen und die Frage danach nicht wahrheitsgemäß beantworten, wenn sie davon ausgehen können, dass der Diabetes ihre Leistungsfähigkeit an diesem Arbeitsplatz nicht beeinträchtigt. Hingegen ist die Frage nach Schwerbehinderung wahrheitsgemäß zu beantworten. Unwahre Angaben können zur Anfechtung des Arbeitsverhältnisses führen.

Feststellung einer Behinderung

Diabetiker können bei ihrem zuständigen Versorgungsamt die Anerkennung als „Behinderter" im Sinne des Schwerbehindertengesetzes beantragen. Dieses Gesetz drückt die Auswirkungen einer Behinderung in „Grad der Behinderung" (GdB) aus, und zwar in Zehnergraden von 10–100.

Schwer behindert ist ein Diabetiker, wenn der GdB mindestens 50 beträgt. In der Tab. 15 haben wir nur die Zuerkennung bei Insulinbehandlung des Diabetes berücksichtigt.

Diabetes mellitus	GdB
durch Diät und orale Antidiabetika und ergänzende Insulininjektionen ausreichend einstellbar	30
durch Diät und alleinige Insulinbehandlung: • gut einstellbar, • schwer einstellbar (häufig bei Kindern), auch gelegentliche ausgeprägte Hypoglykämien.	40 50
Häufige ausgeprägte Hypoglykämien sowie Organkomplikationen sind ihren Auswirkungen entsprechend zusätzlich zu bewerten.	

Tab. 15: Zuerkennung des Grades der Behinderung bei Diabetes mellitus

Liegen mehrere Behinderungen vor, z. B. aufgrund von Folgeerkrankungen oder durch zusätzlich zum Diabetes bestehende Erkrankungen, wird der GdB durch die Beurteilung der Auswirkungen in ihrer Gesamtheit festgelegt.

Je nach dem Grad der festgestellten Behinderung gibt es die Möglichkeit, so genannte „Nachteilsausgleiche" in Anspruch zu nehmen, sowohl im steuerlichen als auch im sozial- und arbeitsrechtlichen Bereich.

Schwerbehinderte im Berufsleben haben z. B. einen besonderen Kündigungsschutz und erhalten Zusatzurlaub von einer Arbeitswoche, sie können sich von Mehrarbeit freistellen lassen und im Rahmen der Arbeitsplatzsicherung begleitende Hilfen in Anspruch nehmen. Ein Diabetiker mit einem GdB von 30 kann beim Arbeitsamt die „Gleichstellung" mit einem Schwerbehinderten beantragen, wenn er ohne die Gleichstellung einen Arbeitsplatz nicht behalten oder nicht bekommen kann. Er bekommt aber keinen Zusatzurlaub.

Bei der Arbeitssuche kann der Schwerbehindertenstatus allerdings auch von Nachteil sein. Um seinen Verpflichtungen aus dem Schwerbehindertengesetz nachkommen zu können, hat der Arbeit-

16.3 Sozialrechtliche Aspekte des Diabetes

geber das Recht, nach dem Schwerbehindertenstatus zu fragen. Der Schwerbehinderte muss diese Frage wahrheitsgemäß beantworten.

Im Rahmen der Einkommensteuergesetzgebung können Steuerfreibeträge geltend gemacht werden, deren Höhe mit dem GdB ansteigt. Bei einem GdB von mindestens 50 wird in jedem Fall ein Pauschbetrag gewährt, bei einem GdB unter 50 nur dann, wenn die Behinderung die Beweglichkeit erkennbar beeinträchtigt, durch Berufskrankheit hervorgerufen wird oder zum Bezug einer Rente berechtigt. Dies ist bei Diabetes in der Regel nicht der Fall. Kommen zu einem GdB von mindestens 25 das Ausweismerkmal Bl (blind) oder H (hilflos) hinzu, so erhöht sich der Pauschbetrag deutlich. Eltern können den Steuerfreibetrag ihres diabetischen Kindes (das grundsätzlich als „hilflos" eingestuft wird) auf sich übertragen lassen.

Die jeweils geltenden Freibeträge erfahren Sie beim Finanzamt. Der Pauschbetrag wird auf Antrag beim Finanzamt bis zum 30.11. eines Jahres in die Lohnsteuerkarte eingetragen. Ist dies nicht erfolgt, kann der Freibetrag beim Lohnsteuerjahresausgleich bzw. bei der Einkommensteuererklärung berücksichtigt werden.

Nach den Richtlinien „Finanzielle Hilfen für die berufliche Eingliederung von Behinderten und Schwerbehinderten" können Hilfen gewährt werden, z. B. durch das Arbeitsamt. Mögliche Hilfen sind u. a. Leistungen zur Förderung der Arbeitsaufnahme und Einstellungszuschüsse. Da sich die Arbeitgeber nicht immer die Mühe machen, sich nach möglichen Zuschusszahlungen oder Eingliederungshilfen zu erkundigen, sollte dies der Diabetiker selbst tun.

Unabhängig von den Hilfen aufgrund des Schwerbehinderten- und Arbeitsförderungsgesetzes haben Diabetiker die Möglichkeit, über das Bundessozialhilfegesetz (BSHG) Hilfen, z. B. zu einer angemessenen Schulausbildung oder zur Sicherung der Eingliederung in das Arbeitsleben, zu beantragen. In Ausnahmefällen, wenn die Arbeitsfähigkeit des Diabetikers trotz aller Hilfsmaßnahmen nicht erhalten werden kann, kann eine vorzeitige Berentung eingeleitet werden.

Versicherungen

Lebens-, Sterbe- und private Krankenversicherungen verlangen von Diabetikern bei Abschluss des Vertrages in der Regel Risikozuschläge oder sie lehnen die Versicherung ganz ab. Bitte vergleichen Sie die Angebote und erkundigen Sie sich beim Deutschen Diabetiker Bund nach günstigen Möglichkeiten. In der gesetzlichen Krankenversicherung haben Diabetiker bei gleichen Beiträgen die gleichen Leistungsansprüche wie andere Versicherte.

Führerschein

Mehrere Untersuchungen aus den letzten Jahren belegen, dass diabetische Autofahrer nicht mehr Verkehrsunfälle verursachen als Nichtdiabetiker. Allerdings war bei den Unfällen von Diabetikern ein erheblicher Prozentsatz der Fahrer unterzuckert. Es hat demnach den Anschein, dass es nur deswegen nicht häufiger zu Unfällen durch Diabetiker kommt, weil es unter ihnen mehr vorsichtige Fahrer gibt, die den Leichtsinn anderer Fahrer aufwiegen. Diabetiker sollten als Autofahrer unbedingt Unterzuckerungen verhindern, wenn sie nicht sich und andere Menschen gefährden wollen (Regeln für autofahrende Diabetiker ☞ S. 157).

Diabetikern kann von den Verkehrsbehörden zur Auflage gemacht werden, sich in regelmäßigen Abständen in Bezug auf den gesundheitlichen Allgemeinzustand und auf diabetische Folgeerkrankungen untersuchen zu lassen, die die Fahrtauglichkeit behindern können (insbesondere Einschränkungen des Sehvermögens), und die Befunde vorzulegen.

Beim Antrag auf Führerschein müssen Diabetiker bisher den Diabetes angeben. In der Regel wird von den Behörden dann ein Gutachten verlangt, das über die Fahrtauglichkeit Auskunft gibt. Die Regelungen werden von den örtlichen Verkehrsbehörden unterschiedlich gehandhabt.

Auf eine Anfrage des Ausschusses Soziales der Deutschen Diabetes-Gesellschaft hat das Bundesverkehrsministerium 1997 mitgeteilt, dass Regelanfragen der Straßenverkehrsbehörden nach dem Vorliegen eines Diabetes beim Antrag auf Führerschein unzulässig seien, wenn kein konkreter Anlass vorliege. Lediglich beim Antrag auf Führerschein der Klassen C und D sei dies möglich. Es ist daher zu erwarten, dass die Bundesländer ihre Verordnungen überprüfen und die Frage nach dem Diabetes beim Antrag auf Führerschein der Klassen A und B in Zukunft nicht mehr stellen.

Nur in sehr außergewöhnlichen Fällen können insulinspritzende Diabetiker heute bei Vorlage eines ausführlichen ärztlichen Gutachtens und bei regelmäßiger ärztlicher Kontrolle sowohl den Führerschein der Klasse C (Gesamtmasse über 3,5 t) erwerben als auch Fahrzeuge führen, die der Fahrgastbeförderung dienen. Am ehesten werden diese Ausnahmen für die Klasse C1 erteilt werden (Gesamtmasse 3,5–7,5 t). Wer seinen Führerschein vor dem 31.12.1998 erworben hat, darf im Rahmen der Besitzstandswahrung weiterhin Fahrzeuge der alten Führerscheinklasse III führen. Alle anderen Kraftfahrzeuge (PKW, Motorräder) dürfen Diabetiker führen, wenn sie die geforderten Auflagen erfüllen und wenn bei ihnen davon auszugehen ist, dass sie auftretene Unterzuckerungen bemerken und erfolgreich behandeln können.

Regeln für Auto fahrende Diabetiker

- Tun Sie alles dafür, nie am Steuer zu unterzuckern. Ein Unfall aufgrund einer Unterzuckerung schadet Ihnen, anderen Menschen und allen Diabetikern.

- Vorsicht mit Autofahrten in den ersten Wochen nach der Diabetesfeststellung oder nach Stoffwechselneueinstellungen (Sehstörungen)!

- Vor der Fahrt Blutzucker testen: Unterzuckerungen mit Traubenzucker beseitigen und warten, bis wieder die volle Konzentrationsfähigkeit vorhanden ist; sicherheitshalber noch 1–2 BE essen, wenn der Blutzucker zu niedrig ist (150 mg/dl sind gut).

- Bei den geringsten Anzeichen einer Unterzuckerung die Fahrt unterbrechen, ausreichend Traubenzucker essen und die sichere Überwindung des Zustands abwarten (30 Minuten Pause, bis die volle Konzentrationsfähigkeit wieder erreicht ist; Blutzuckerselbstkontrolle).

- Im Auto immer ausreichende Mengen von Traubenzucker bereithalten.

- Brot, Obst oder Kekse mitnehmen. Essen Sie sicherheitshalber etwas zwischendurch, wenn Sie nicht sicher sind, dass der Blutzucker über 120 mg/dl liegt.

- Sicher sind Sie nur mit null Promille. Vorsicht am Morgen nach einer Feier mit Alkoholgenuss! Unterzuckerungsgefahr!

- Mindestens einmal pro Jahr die Sehkraft überprüfen lassen.

- Es gelten die Ratschläge für vernünftiges Verhalten im Straßenverkehr wie bei Nichtdiabetikern: Defensiv fahren! Übermüdung vermeiden!

16.4 Selbsthilfegruppen

Viele Fragen zu Alltagsproblemen bei Diabetes lassen sich im Gespräch mit anderen Diabetikern klären. Sie finden auch Ansprechpartner im Deutschen Diabetiker Bund, der größten Selbsthilfeorganisation für Diabetiker, die in allen Bundesländern und vielen Landesbezirken Selbsthilfegruppen unterhält. Von dort werden Veranstaltungen und öffentlichkeitswirksame Aktionen durchgeführt, die die Gruppen in eigenen Veranstaltungskalendern ankündigen. Die Anschriften der DDB-Landesverbände finden Sie im Anhang.

Der DDB ist als gemeinnützig und als besonders förderungswürdig anerkannt. Er verfolgt den Zweck, die Gesundheit und soziale Rehabilitation von Diabetikern und Diabetikerinnen durch vielfältige Maßnahmen zu fördern, wobei er eine Zusammenarbeit mit Ärzten, Krankenkassen und Behörden anstrebt. Die Mitgliedschaft kostet 60,- DM im Jahr, einzelne Landesverbände haben davon abweichende Beiträge.

Mit Hilfe des Diabetikerbundes versuchen Diabetiker gemeinsam, berechtigte Interessen in die Öffentlichkeit zu bringen und politisch durchzusetzen. Bei vielen gesundheitspolitischen Entscheidungen wird die Stimme des DDB gehört und beachtet. Bei Problemen, auch im sozialrechtlichen Bereich, können Sie im DDB Rat und Unterstützung finden.

Antworten zu den Lernkontrollfragen

Kapitel 2, „Was ist Diabetes?"

1. • Die Anzeichen des Diabetes mellitus sollen beseitigt werden.
   • Unterzuckerungen mit Bewusstlosigkeit sollen vermieden werden.
   • Die möglichen Folgeschäden des Diabetes mellitus sollen verhindert werden.
   • Das diabetische Koma soll vermieden werden.
2. z. B. so: Die Blutzuckerregulation ist gestört, so dass der Blutzucker zu hoch liegt.
3. Übelkeit, Erbrechen, Bauchschmerzen, Muskelschwere, Azetongeruch des Atems, vertiefte und angestrengte Atmung, Schläfrigkeit, Austrocknung, im Urin ist viel Azeton nachweisbar, der Blutzucker ist hoch
4. in der Bauchspeicheldrüse (Beta-Zellen)
5. Insulin senkt den Blutzucker
6. a)
7. Azeton bzw. Ketonkörper
8. kurzwirkendes Insulin spritzen, viel Wasser trinken

Kapitel 3, „Der HbA1c-Wert"

1. d)
2. b)

Kapitel 4, „Stoffwechselselbstkontrolle"

1. viermal täglich: vor den 3 Hauptmahlzeiten und vor dem Schlafengehen
2. • bei Fieber
   • bei Übelkeit und/oder Erbrechen und/oder Bauchschmerzen
   • wenn der Blutzucker mehrfach über 240 mg/dl liegt
   • vor Sport, falls Blutzucker hoch
3. bei Krankheit, Sport, auf Reisen, in jeder unsicheren Situation, vor allem bei Verdacht auf Unterzuckerung oder Stoffwechselentgleisungen
4. bei 180 mg/dl
5. unter der Nierenschwelle
6. Hungersituation/Fettabbau bei Gewichtsabnahme
7. um frühzeitig eine diabetesbedingte Nierenerkrankung zu erkennen

Kapitel 5, „Insulinlagerung, Spritztechnik und Injektionshilfen"

1. a)
2. b)
3. a), b), c), d)
4. b), c)
5. b)
6. c)
7. um Hautveränderungen vorzubeugen
8. in der Innentasche der Kleidung am Körper tragen
9. Benutzen Sie eine Kühltasche oder Styropor.

Kapitel 6, „Blutzucker erhöhende und nicht Blutzucker erhöhende Nahrungsmittel"

1. b)
2. b)
3. c)
4. b), d)

Kapitel 6, „Getränke"

1. gar keins!
2. zwei
3. am Abend nichts, Blutzuckerkorrektur frühestens am nächsten Morgen
4. Ja
5. Der Zucker ist restlos zu Alkohol vergoren.
6. b)

Kapitel 7, „Grundlagen der Insulintherapie"

1. c)
2. b)
3. a), b)
4. b)

Kapitel 8, „Dosierung des kurzwirkenden Insulins"

1. 2 Einheiten
2. 8 Einheiten
3. c)
4. b)
5. a) gar nicht, sondern erst mittags
   b) mit der entsprechenden Korrekturzahl korrigieren

Kapitel 8, „Dosierung des Verzögerungsinsulins"

1. b)

2. Einfachste Lösung: Entsprechend 8 Einheiten Normalinsulin Kohlenhydrate essen bzw. trinken und 8 Einheiten Verzögerungsinsulin spritzen.

3. b) Gar nichts spritzen. Nachts den Blutzucker testen und bei massivem Blutzuckeranstieg korrigieren und halbe Dosis nachspritzen.

4. Spritzfehler am Morgen? KH falsch eingeschätzt? Am Vormittag/Mittag mehr Bewegung als sonst? BE-Faktor morgens zu hoch? Wenn diese Gründe nicht zutreffen, spritzen Sie morgens wahrscheinlich zu viel Basisinsulin. Senken Sie die Dosis um 10 % ab.

Kapitel 8, „Verhalten in besonderen Situationen"

1. b), d)

2. Verzögerungsinsulin: Im Rahmen von 10–20 % der bisherigen Dosis erhöhen
Bolusinsulin: BE-Faktoren in Stufen von 0,5 Einheiten erhöhen,
Korrekturregel verschärfen

3. alles richtig

4. z. B. Tee mit Traubenzucker, Zwieback, Banane, Salzstangen

5. b)

Kapitel 9, „Behandlung einer schweren Stoffwechselentgleisung"

1. 20 % der gesamten Tagesinsulinmenge

2. a)

3. alle 2 Stunden

4. a), d)

5. b)

Kapitel 10, „Unterzuckerung"

1. Das müssen Sie selbst wissen und mit Hilfe von Blutzuckertests ab und zu prüfen, denn die Symptome können sich verändern. Fast alle Diabetiker werden in einer Unterzuckerung langsamer.

2. allgemein können folgende Symptome vorkommen:

   a) durch hormonelle Gegenregulation:

   Schweißausbruch, Zittern, Herzklopfen, Heißhunger, Kribbeln im Mundbereich, Sehstörungen, Taumeligkeit

   b) durch Zuckermangel im Gehirn:

   Bewegungsstörungen, Schwindel, Sprachstörungen, Denkstörungen, Verständnisschwierigkeiten beim Zuhören und Lesen, Menschen und Umgebung werden als fremd erlebt, Unkonzentriertheit, Verwirrtheit, Gereiztheit, Aggressivität, clownhaftes Verhalten, Albernheit, negative Stimmungen (traurig, ängstlich, wütend)

3. 4–6 Täfelchen Traubenzucker essen (20–30 g)

4. zwei Täfelchen Traubenzucker

5. sofort anhalten, Traubenzucker essen, testen; falls es eine Unterzuckerung war: eine halbe Stunde warten, bis Wahrnehmung und Konzentration wieder völlig hergestellt sind, und erst dann (mit angehobenem Blutzucker) weiterfahren. Diabetiker sollten als Verkehrsteilnehmer, insbesondere als Autofahrer Unterzuckerungen unbedingt vermeiden!

6. Wie Sie in einer starken Unterzuckerung reagieren können; was er/sie dann am besten tun kann; wie er/sie Glukagon spritzen kann.

7. Mindestens eine Vertrauensperson über das Risiko von Unterzuckerungen und richtige Maßnahmen aufklären; informieren, wo Sie Ihren Traubenzucker haben (immer am selben Platz!).

Kapitel 12, „Sport und körperliche Aktivität"

1. c)
2. a)
3. a), d)
4. a), b), c)
5. d), e)
6. a), c)

Kapitel 15, „Fußpflege"

1. a)
2. b)
3. b)
4. c)
5. d)
6. c)
7. a), e)

Nachwort

Liebe Leserin, lieber Leser,

haben Sie sich durchgearbeitet?

Hoffentlich war es für Sie nicht nur Anstrengung oder gar Langeweile. Sie haben sicher gemerkt, dass Sie vieles schon wussten und so ähnlich gemacht haben wie wir es empfehlen. Manches war vielleicht neu für Sie oder ungewohnt, und Sie zögern noch, ob Sie es für sich übernehmen wollen. Zweifel sind immer gerechtfertigt, denn Sie müssen schließlich damit zurechtkommen, wenn Sie etwas verändern. Am besten, Sie probieren eine Empfehlung einige Male aus und entscheiden dann, wie es für Sie am besten ist. Am meisten würden wir uns freuen, wenn wir Ihnen dazu Mut gemacht haben; wenn Sie unser Buch wirklich als Werkzeug benutzen, um Ihr Leben mit dem Diabetes so konfliktfrei wie möglich zu gestalten. Ganz ohne Konflikte geht es fast nie, und deswegen ist jeder manchmal wegen des Diabetes bedrückt. Wenn man aber gut Bescheid weiß, wie man Diabetesprobleme im Alltag lösen kann, findet man meist bald wieder zu Routine und Gelassenheit zurück.

Wir wünschen Ihnen auf diesem Wege alles Gute!

Literaturhinweise

1. Weiterführende Bücher

Nuber, G.: **Diabetes-Journal. Das Buch.** Informationen, Adressen, Ansprechpartner. Mainz: 2. Auflage. Kirchheim 1999

Kemmer, F.W.: **Diabetes und Sport ohne Probleme.** Praktische Hinweise für diabetische Kinder und Jugendliche sowie deren Eltern. 4. überarbeitete Auflage. Mainz: Kirchheim 1998

Kraft, D.: **Diabetes und Leistungssport: Du kannst es!** Mainz: Kirchheim 1997

Deparade, C.: **Ich bin Diabetikerin – und freue mich auf mein Kind.** 4. Auflage. Mainz: Kirchheim 1998

Kalorien mundgerecht. (ohne Autorenangabe). 10., überarbeitete und erweiterte Auflage. Heidelberg: Umschau/Braus 1998

Thurm, U.: **Insulinpumpenfibel oder ... bei dir piept's ja.** 3. Auflage 1999. Die Deutsche Bibliothek – CIP. Zu beziehen über: Disetronic Medical Systems GmbH, Otto-Volger-Str. 7 c, 65843 Sulzbach/Ts.

Mühlhauser, I., Sawicki, P., Didjurgeit, U.: **Wie behandle ich meinen Bluthochdruck? Blutdruckmessung, Ernährung, Medikamente.** 3. neu bearbeitete Auflage. Mainz: Kirchheim 1997

Hirsch, A. **Diabetes ist meine Sache. Hilfen zum Umgang mit Angst, Wut und Traurigkeit.** Mainz: Kirchheim 1999

Malcherczyk, L., Finck, H.: **Diabetes & Soziales.** Ein praktischer Ratgeber für alle Diabetiker und ihre Angehörigen. 2. Auflage. Mainz: Kirchheim 1999

Carr, A.: **Endlich Nichtraucher.** München: Goldmann 1998

2. Zeitschriften

Diabetes-Journal. Offizielles Organ der Deutschen Diabetes-Gesellschaft und des Deutschen Diabetiker Bundes sowie der Deutschen Diabetes-Union, Monatszeitschrift. Mainz: Kirchheim

Insuliner. Zeitschrift der „Insuliner" (bundesübergreifende Selbsthilfegruppe ohne Verein/Satzung). Vierteljährlich. Bezug: Insuliner-Verlag 57548 Kirchen, Narzissenweg 17.

Subkutan. Mitgliederzeitschrift der Landesverbände Brandenburg, Bremen, Hessen, Nordrhein-Westfalen, Schleswig-Holstein, Thüringen und des BVI im Deutschen Diabetiker-Bund. Vierteljährlich. Mainz: Kirchheim

Mellitus Lauf. Offizielles Organ der International Diabetic Athletes Association, Sektion Deutschland. Dreimal im Jahr. Mainz: Kirchheim

Diabetes und Stoffwechsel. Zeitschrift für angewandte Diabetologie. Zweimonatlich. Mainz: Kirchheim

Wichtige Adressen

Deutscher Diabetiker Bund

(DDB) e.V.
Bundesgeschäftsstelle
Danziger Weg 1
58511 Lüdenscheid
Tel.: 0 23 51/98 91 53

DDB-Landesverbände

LV Baden-Württemberg e.V.
Hauptstraße 71
74889 Sinsheim
Tel.: 0 72 61/1 27 62

LV Bayern e.V.
Liebherrstraße 5/IV
80538 München
Tel.: 0 89/22 73 41

LV Berlin e.V.
Rungestr. 3–6
10179 Berlin
Tel.: 0 30/2 78 67 37

LV Brandenburg e.V.
Schopenhauerstr. 37
14467 Potsdam
Tel.: 03 31/9 51 05 88

LV Bremen e.V.
Eduard-Grunow-Straße 24
28203 Bremen
Tel.: 04 21/6 16 43 23

LV Hamburg e.V.
Von-Essen-Straße 85
22081 Hamburg
Tel.: 0 40/29 78 94

LV Hessen e.V.
Apfelgässchen 9
34613 Schwalmstadt-Treysa
Tel.: 0 66 91/2 49 57

LV Mecklenburg-Vorpommern e.V.
über Bundesgeschäftsstelle

LV Niedersachsen e.V.
Elsa-Brandström-Weg 22
31141 Hildesheim
Tel.: 0 51 21/87 61 73

LV Nordrhein-Westfalen e.V.
Musfeldstraße 161–163
47053 Duisburg
Tel.: 02 03/66 64 00

LV Rheinland-Pfalz e.V.
Brückenstr. 12
57327 Heuzert
Tel.: 0 26 88/98 91 93

LV Saarland e.V.
Hahnenstraße 24
66571 Eppelborn
Tel.: 0 68 81/96 26 48

LV Sachsen e.V.
Fetscherstraße 111
01307 Dresden
Tel.: 03 51/4 41 86 04

LV Sachsen-Anhalt e.V.
Wittenberger Str. 21
39106 Magdeburg
Tel.: 03 91/5 93 31 68

LV Schleswig-Holstein e.V.
Kronshagener Weg 130a
24116 Kiel
Tel./Fax: 04 31/18 00 09

LV Thüringen e.V.
Thälmannstr. 25
99085 Erfurt
Tel.: 03 61/7 31 48 19

Weitere Organisationen

Deutscher Diabetiker-Verband
Hahnbrunner Straße 46
67659 Kaiserslautern
Tel.: 06 31/7 64 88

IDAA Deutschland e.V.
Ulrike Thurm
Landwehrstraße 58
80336 München
Tel./Fax: 0 89/53 15 43

Arbeitskreis der
Pankreatektomierten e.V.
Krefelder Straße 52
41539 Dormagen
Tel.: 0 21 33/4 23 29

Berliner Fördergemeinschaft
junger Diabetiker e.V.
Lepsiusstr. 49
12163 Berlin
Tel.: 0 30/79 70 54 26

Bundesverband der
Insulinpumpenträger e.V.
Reinekestraße 31
51145 Köln
Tel.: 0 22 03/2 58 62

Förderkreis Eltern diabetischer
Kinder und Jugendlicher e.V.
Im Braumenstück 32
67659 Kaiserslautern
Tel.: 06 31/3 05 41

Register

A
Abnehmen 52, 87
Acesulfam K 40
Alkohol 45, 95
Altersdiabetes 4
Antikörper 5
Anzeichen
– einer Ketoazidose 7
– für eine Unterzuckerung 96
– hoher Blutzuckerwerte 6
Aspartame 40
Autofahren 156
Autoimmunerkrankung 5
Azeton 7, 84, 89
– -test 19

B
Ballaststoffe 35–36
Basis-Bolus-Therapie (BBT) 53, 61
Bauchspeicheldrüse 3, 53
BE-Faktoren 62
– verändern 68
BE-Tabellen 38
Beruf 152
Blutfette 50
Bluthochdruck 51, 125
Blutzucker
– Gedächtnis 13
– Messgeräte 18
– normnahe Einstellung 9
– postprandial (pp) 9
– präprandial 9
– Selbstkontrolle 17
– Zielwert 9, 62
Broteinheit (BE) 38
– große Mahlzeiten 72

C
Cholesterin 50
Cyclamat 40

D
Deutsche Diabetes-Gesellschaft (DDG) 38
Deutscher Diabetiker Bund (DDB) 158
Diabetikerausweis 147
diabetisches Koma 7, 89
Diätschokolade 40
Doppelkorrekturen 67
Durchfall 86
– Kohlenhydratzufuhr 87

E
Eiweiß 35, 49
Empfängnisverhütung 115
Erbrechen 86
– Kohlenhydratzufuhr 86
Ernährung 35
– auf Reisen 147
– bei Bluthochdruck 51
– bei erhöhten Blutfetten 50
– bei Mikroalbuminurie 49
– gesunde 35

F
Fasten 79, 81, 87
Fette 35–36, 50
Fettsäuren 4
Fieberhafte Infekte 84, 89
Flugreisen 148
Folgeerkrankungen 9, 125
freies Mischen von Insulin 55
Fruchtzucker 40–41
Führerschein 156
Fußpflege 138

G
Gegenregulation 96
Gesundheits-Pass Diabetes 129
Getränke
– alkoholfreie 44
– alkoholische 45
Gewichtsreduktion 52
Glukagon 98, 147
Glukose 3
glykämischer Index 38
Glykogen 4, 98
Grad der Behinderung (GdB) 154

H
Haushaltszucker 41
HbA1c-Wert 13, 127
Honig 42
Hypoglykämie 93

I
IDAA 112
Immunsystem 5
Impotenz 130
Injektionshilfen 27
Inselzellen 3
Insulin
– Analoga 55, 83
– Anpassung 61
– auf Reisen 148
– aufziehen 25
– Injektion 30
– Konzentrationen 24
– Korrektur- 65
– kurzwirkendes 56, 61–62
– Lagerung 23
– mischen 26
– Pen 27
– Pumpe 78, 101
– Spritze 26
– Wirkung 3, 56
Insulinbedarf 58, 90
Insulintherapie
– Basis-Bolus-Therapie (BBT) 53
– intensivierte (ICT) 92
– konventionelle (CT) 55
Invertzucker 42
Isomalt 40

K
Ketoazidose 7–8, 84, 89
– Anzeichen 7
Ketonkörper 4, 7
– -test 19
Körperliche Aktivität 105
Kohlenhydrate 3, 35–36
– Berechnung 38
– Einheit 38
Koma 7, 89
konventionelle Insulintherapie (CT) 55
Korrekturinsulin 65
Korrekturregeln für Insulin 65
– verändern 70
Krankenhaus 150
Krankheit 84
Kurzwirkendes Insulin 56, 61–62

L
Laktose 42
Lanzetten 17

M
Makroangiopathie 128
Maltit 40
Maltodextrin 42
Maltose 42
Malzzucker 42
Mannit 40
Melasse 42
Mikroalbuminurie 49, 127
– Test 20
Milchzucker 42
Mikroangiopathie 125
Mischinsulin 55
Monosaccharide 42

N
Nephropathie 127
Neuropathie 127
Nierenschwelle 6, 19
Normalinsulin (NI) 55, 83
normnahe Blutzuckereinstellung 9
NPH-Verzögerungsinsuline 56

O
Oligosaccharide 42

P
Pen 27
Pumpe 101

R
Rauchen 125, 132
Reisegepäck 149
Reisen 23, 147
Remissionsphase 8, 58
Resorption 30
Retinopathie 125

S
Saccharin 40
Saccharose 42
Schichtarbeit 153
Schwangerschaft 115
Schwerbehinderung 154
Selbsthilfegruppen 158
Selbstkontrolle
– des Blutzuckers 17
– des Harnzuckers 19
– Test auf Mikroalbuminurie 20
Sorbit 40
Sozialrecht 151
Spätkomplikationen 9, 125
Speicherzucker 4, 105
Sport 95
Spritz-Ess-Abstand 71
Spritzenangst 33
Spritzregionen 31
Spritztechnik 30, 32

Stärke 42
Stechhilfen (zur Blutentnahme) 17
Stillen 118
Stoffwechselentgleisung, schwere 7, 89
Stress 58
Süßstoffe 40
Süßungsmittel 39

T
Test auf Mikroalbuminurie 20
Testgeräte für Blutzucker 18
Teststreifen 18
Traubenzucker 3, 67, 94, 97
Triglyzeride 50
Typ-1-Diabetes 3–5, 8
– Symptome 6
– Vererbung 5
Typ-2-Diabetes 4
– Vererbung 5

U
Übelkeit 86, 89
Unterzuckerung 93
– Anzeichen 96
– Maßnahmen 97
– nächtliche 75
– schwere 45, 93
– schwere, mit Bewusstlosigkeit 96
– Ursachen 94

V
Verbeamtung 153
Vererbung 5
Versicherungen 155
Verzögerungsinsulin (VI) 26, 55–57, 61
– Dosierung 74

W
Wintersport 23

X
Xylit 40

Z
zinkverzögerte Insuline 26, 56

Zuckeraustauschstoffe 40
Zuckercouleur 42
Zuckerreserve 98
Zwei-Spritzen-Therapie 55
Zwischenmahlzeiten 64